Philip Haake

Vergleich der Sprachverarbeitungsstrategien "Compressed Analog" in bipolarer und "Continuous Interleaved Sampling" in monopolarer Konfiguration bei Cochlear-Implant-Patienten

Philip Haake

VERGLEICH DER SPRACHVERARBEITUNGSSTRATEGIEN "COMPRESSED ANALOG" IN BIPOLARER UND "CONTINUOUS INTERLEAVED SAMPLING" IN MONOPOLARER KONFIGURATION BEI COCHLEAR-IMPLANT-PATIENTEN

ibidem-Verlag
Stuttgart

Die Deutsche Bibliothek - CIP-Einheitsaufnahme:

Ein Titeldatensatz für diese Publikation ist bei
Der Deutschen Bibliothek erhältlich

∞

Gedruckt auf alterungsbeständigem, säurefreien Papier
Printed on acid-free paper

ISBN: 3-89821-049-9

Printed in Germany

Meiner Familie

und Kaatje

Vorwort

Die vorliegende Arbeit beschäftigt sich mit dem Herzstück eines Cochlear Implants: der Sprachverarbeitungsstrategie. Mit ihrer Hilfe lassen sich über wenige Elektroden tausende Zellen des Hörnerven stimulieren. Viele kleine Schritte sind nötig, um unser Wissen über die komplexe Funktion des Gehörs und die zentrale Verarbeitung des Gehörten ganz allmählich zu vergrößern.

Die Elektronik, insbesondere die Mikroprozessortechnologie mit deren rasanten Fortschritte beeinflusst u.a. über die Cochlear Implants die weitere Entwicklung in diesem Bereich. Neue Ergebnisse der otologischen Forschung fließen in Konstruktionskonzepte von Cochlear Implants ein. Die neuen Produkte werden in Studien getestet und bieten wiederum unerwartete Erkenntnisse über die Funktion des Hörens. Das Ergebnis der vorliegenden Studie erweist sich als ein Glied in dieser Kette. Es zeigt sich, dass das alte, ehemals nicht bewährte Konzept der simultanen Reizung des Hörnerven bei Verwendung einer neuen Technologie vielen Cochlear Implant-Trägern zu einer verbesserten Hörleistung verhilft.

Die in solchen Arbeiten gewonnenen Erkenntnisse nehmen wiederum Einfluss auf die technische Entwicklung. Auf der Grundlage der in dieser Pilotstudie und anderen Multicenter-Studien erhobenen Daten wurde der Elektrodenträger des hier verwendeten Cochlear Implants verändert. In verschiedenen Studien ließen sich erste Erfolge zeigen, ein Ende der dynamischen Entwicklung von Cochlear Implants ist derzeit nicht absehbar.

Diese Dissertation bietet dem Interessierten und Betroffenen Informationen zur Entwicklungsgeschichte des Cochlear Implants und seiner Sprachverarbeitungsstrategien. Sie geht detailliert auf die Funktionsweise der beiden untersuchten Strategien ein. Deren Leistung wurde anhand von Fragebögen, Tagebüchern und Sprachtests bestimmt.

Prof. Dr. W. Schmidt   Prof. Dr. R.-D. Battmer   Prof. Dr. Th. Lenarz

1 EINLEITUNG

Bis zur Entwicklung des Cochlear Implants gab es für den tauben oder schwer hörgeschädigten Menschen keine angemessene Therapie seiner Hörstörung. Erst die Einführung des Cochlear Implants, der „Elektronischen Innenohrprothese“ vor rund 35 Jahren ermöglichte es, Patienten mit isoliertem Schaden der Cochlea einen Höreindruck zu vermitteln. Dieser war zunächst nur sehr begrenzt.

Mit wachsender Erfahrung, mit zunehmenden Wissen über die Physiologie des Gehörs und nicht zuletzt aufgrund der rasanten Fortschritte in der Mikroprozessortechnologie konnten die Patienten immer ausgeprägter von den weiterentwickelten Systemen zur elektrischen Reizung des Hörnerven profitieren. Gehörlose Cochlear Implant-Träger, die ein offenes Sprachverständnis erreichen und die zum Teil sogar mit normal sprechenden Personen telefonieren können, sind heutzutage keine Seltenheit mehr.

1.1 HÖRPHYSIOLOGIE

Der Schall stellt periodischen Luftdruckschwankungen dar, die zunächst auf den Schalleitungsapparat des Ohres treffen. Ohrmuschel und Meatus acusticus bilden dabei als Außenohr eine trichterförmige Einheit, die den Schall zum Trommelfell weiterleitet und zum Teil schon modifiziert.

Ab hier erfolgt die Fortleitung der Schallenergie nicht mehr als Dichteschwankungen sondern in Form von Schwingungen des Trommelfells und der gekoppelten Gehörknöchelchenkette (ossikuläre Schalleitung) im Mittelohr. Trommelfell und Gehörknöchelchen erfüllen verschiedene Funktionen[1]:

Eine der wichtigsten Aufgaben dieser Mittelohranteile ist die sogenannte Impedanzwandlung. Wenn Schall direkt auf das flüssigkeitsgefüllte Innenohr träfe, würde ein Großteil der Schallenergie wieder reflektiert werden, da der Dichteunterschied zwischen Luft und Perilymphe beträchtlich ist. Die Impedanzwandlung erfolgt zum einen über die Flächenreduktion von Trommelfell zu ovalem Fenster und die Hebelkonstruktion der Gehörknöchelchen. Beide

Faktoren reduzieren die Schwingungsamplitude und erhöhen die Kraft der Bewegung. Durch diese physiologische Impedanzanpassung kann ein hoher Prozentsatz der Schallenergie an das Innenohr gekoppelt werden.

Ebenfalls an der Regulation der Schalleitung beteiligt sind die beiden Binnenohrmuskeln (M. tensor tympani und M. stapedius). Sie dämpfen die Schwingungsbewegung der Gehörknöchelchen ab, ein langes Nachschwingen wäre der Schallübertragung hinderlich, und bieten einen reflektorischen Schutz vor zu starken Auslenkungen der Gehörknöchelchen bei hohen Lautstärken.

Die Schallenergie wird vom Mittelohr über die Membran des ovalen Fensters auf das Innenohr übertragen. Hier wird eine Schallanalyse bezüglich der Frequenz und des Schalldruckpegels vollzogen und die mechanische in elektrische Energie gewandelt.

1.1.1 Frequenzkodierung

Das gesunde Gehör kann im Bereich von 1000 Hz um 3 Hz differierende Tonfrequenzen noch unterscheiden. Diese Frequenzselektivität beruht im wesentlichen auf zwei Mechanismen: der cochleären Wanderwelle und der Periodizitätsanalyse.

Der Wanderwelle wird heutzutage sowohl ein passiver als auch ein aktiver Entstehungsmechanismus zugrunde gelegt. Die passive Wanderwelle wurde von v. Békésy[2] entdeckt und erklärt. Wenn die Membran des ovalen Fensters innerhalb eines Schwingungszyklus nach innen bewegt wird, muss die kaum verdichtbare Perilymphe in der Scala vestibuli ausweichen. Dabei lässt folgender Mechanismus die passive Wanderwelle entstehen: Die Druckerhöhung in der Scala vestibuli wird über ein Nachgeben der Basilarmembran abgebaut. Die Druckverhältnisse in der Scala tympani steigen an und werden anschließend über das runde Fenster ausgeglichen. Während vieler Schwingungszyklen des ovalen Fensters bei anhaltender Beschallung bildet sich so eine Welle auf der Basilarmembran aus, die diese zwischen Scala vestibuli und Scala tympani pendeln lässt. Verschiedene physikalische Eigenschaften des Endolymphschlauchs lassen die Welle in Richtung Helikotrema an Steilheit und Amplitude zunehmen und hinter einem Punkt der maximalen Auslenkung abrupt enden. Die für die Frequenzkodierung wichtige Eigenschaft dieser passiven Wanderwelle besteht darin, dass sich der Punkt der maximalen Auslenkung bei hohen Tönen nahe am ovalen Fenster befindet, bei tiefen Tönen wandert er hingegen in Richtung Helikotrema.

Diese Eigenschaft der Cochlea, nach der jeder Stelle auf der Basilarmembran eine bestimmte Tonhöhe zugewiesen ist, nennt man das „Modell des Ortsprinzips".

Der Bereich der maximalen Auslenkung der passive Wanderwelle ist allerdings noch unscharf und reicht alleine nicht aus, die hohe Frequenzselektivität des Gehörs zu erklären[3]. Hier setzt als Erklärungsversuch das Modell der aktiven Wanderwelle an.

So fanden Khanna und Leonard heraus, dass das Amplitudenmaximum der Wanderwelle um einiges größer ist, wenn bei den Messverfahren auf eine minimale Traumatisierung der Schnecke geachtet wird[4]. Die Tuningkurven der Basilarmembran und die des Hörnervens wiesen unter solchen Bedingungen Ähnlichkeiten auf. Werden durch eine Schädigung aktive Prozesse innerhalb der Cochlea gestört?

Heute vermutet man tatsächlich, dass die passierende Wanderwelle frequenzselektive Vibrationsverstärker erregt[5]. Diese führen zu einer räumlich sehr scharf begrenzten, in der Amplitude die passive Wanderwelle weit übertreffenden Schwingung der Basilar- und Tektorialmembran. Die äußeren Haarzellen sind unter Umständen der Sitz dieses cochleären Verstärkers[6].Es gibt einige Hinweise darauf, dass die Frequenzen des Schalls nicht nur über die Wanderwelle in der Cochlea verschlüsselt werden. So wurde z.B. von Sachs und Young eine Ähnlichkeit zwischen Neuronenentladungsmuster und Frequenzzyklus des Schalls aufgezeigt[7].

Eine Arbeitsgruppe um Clark[8] untersuchte ebenfalls den Zusammenhang von Stimulus und Neuronenentladung. Sie fanden Korrelationen, die sich gerade im Frequenzbereich oberhalb von 600 Hz recht komplex darstellen.

Wenn auch das „Wie“ der cochleären Frequenzverarbeitung durch Periodizitätsanalyse noch nicht endgültig geklärt werden konnte, so werden doch diese experimentellen Ergebnisse bestätigt durch die Erfahrungen mit den einkanaligen Cochlear Implants. Diese erste Cochlear Implant-Generation kann nicht über mehrere Elektroden das Ortsprinzip nachahmen. Die Verschlüsselung erfolgt alleine über ein vereinfachtes Modell der Periodizitätsanalyse, d.h. die Schallfrequenz wird in eine Stimulationsfrequenz für eine einzige Elektrode umgesetzt.

Verschiedene Studien zeigen, dass ein eingeschränktes Frequenzerkennen bei den Trägern dieses Cochlear Implant-Typs vorhanden sein muss[9, 10, 11].

1.1.2 Lautstärkekodierung

Heute nimmt man an, dass niedrige Schalldruckpegel eine Anzahl an Nervenfasern mit gleicher charakteristischer Frequenz rekrutieren[12, 13]. Sie zeigen dabei eine niedrige Entladungsrate. Mit steigendem Schalldruckpegel nimmt die Entladungsrate dieser Neurone zu. Wenn sie ab einer gewissen Lautstärke gesättigt sind, werden zusätzlich Nervenfasern rekrutiert, deren charakteristische Frequenz eine andere ist.

Es finden sich inzwischen auch Hinweise, nach denen die Lautstärkekodierung ebenfalls mit dem Wanderwellenmaximum in Zusammenhang steht. So fand Zwislocki eine Verschiebung des Maximums in Richtung Basis der Cochlea im Falle der Zunahme des Schalldruckpegels[14].

Nach dem Ergebnis seiner Arbeit müsste das Verständnis über die Lautstärkekodierung korrigiert werden: Nicht ein punktueller Abschnitt auf der Cochlea deckt den gesamten Dynamikbereich einer Frequenz ab, sondern eine Region innerhalb derer das Wanderwellenmaximum einer Frequenz in

Abhängigkeit von der Lautstärke pendeln kann. Auch die Lautstärke und nicht die Frequenz alleine müsste demnach über den Ort des Maximums der Wanderwelle verschlüsselt werden.

Es zeigt sich also auch in Bezug auf die Lautstärkekodierung, dass die Forschung auf dem Gebiet der Hörphysiologie noch nicht abgeschlossen ist und dass das auditorische System komplizierter arbeitet als zunächst angenommen wurde.

1.1.3 Mechanoelektrische Transduktion

Als Kopplung zwischen der mechanischen Signalverarbeitung des Innenohres und der elektrischen Informationsweiterleitung durch den Hörnerv fungieren die inneren Haarzellen. Sie sind auf der Basilarmembran verankert und ragen mit den Stereozilien an die Tektorialmembran heran.

Wenn die Basilar- und die Tektorialmembran in Schwingung versetzt werden, kommt es zwischen beiden zu einer Scherbewegung. Diese führt an den Haarzellen zu einer Deflexion der Stereozilien, was eine Öffnung apikaler Ionenkanäle zur Folge hat. Es kommt zu einem Einstrom von K^+-Ionen, die Zellen depolarisieren und Ca^{2+} wird ausgeschüttet. Die danach einsetzende Transmitterausschüttung erzeugt afferente Nervenaktionspotentiale.

1.2 COCHLEAR IMPLANTS

Alexander Volta stimulierte 1788 sein eigenes auditorisches System[15]. Er führte zwei mit einer Batterie verbundene Metallstäbe in seine Ohren ein, worauf „une secousse dans le cerveau“, eine Erschütterung im Gehirn, zu spüren gewesen sei und kurz danach ein Geräusch wie beim Kochen ein dicken Suppe.

1957 wurde die Grundlage für die Ära der Cochlear-Implantationen durch die Arbeit von Djurno und Eyries geliefert[16]. Sie stimulierten den Hörnerv als erste direkt, und zwar an einem bilateral ertaubten Patienten, den sie an einem Cholesteatom operativ behandelten. Nach Angaben dieses Tauben ähnelten die erzeugten Klänge dem Geräusch einer sich drehenden Roulettescheibe oder dem Zirpen von Grillen. Der Klangcharakter dieser Wahrnehmungen war abhängig von der Frequenz der elektrischen Stimulation.

Nach diesen ermutigenden Ergebnissen wurden Anfang der sechziger Jahre in Kalifornien zum ersten Mal taube Menschen mit einem Cochlear Implant versorgt[17]. Cochlear Implants wandeln das akustische Signal in ein elektrisches, das den Hörnerv direkt reizt. Mit Mikrofon, mikroprozessorgesteuerter Sprachverarbeitung und Stimulationselektroden umgehen sie das Außen-, Mittel- und Innenohr.

Alle derzeit angebotenen Cochlear Implant-Systeme bestehen aus drei Hauptkomponenten: Der eigentlich implantierte Bestandteil ist der „Implantierbare Cochleastimulator“ (ICS) (siehe Abb.1). Nachdem die Cochlea angebohrt ist (Cochleostomie), wird der Elektrodenträger in die Scala tympani eingebracht. Je nach System befindet sich eine unterschiedliche Anzahl an Elektrodenkontakten auf ihm. Verbunden ist der Elektrodenträger mit dem „Receiver-/Stimulator-System“ (RS-System), das retroaurikulär in einem ausgefrästen Bett auf der Schädelkalotte positioniert wird. Es enthält eine Elektronik, die bei fast allen Fabrikaten über ein Radiosignal Informationen von dem Überträger („Headpiece“ - HP) erhält und die in der Lage ist, an den Elektroden eine Spannung aufzubauen.

Das zu den externen Komponenten zählende HP wird in der Regel durch magnetische Kopplung auf der Kopfhaut über dem ICS getragen. Es beinhaltet ein Mikrofon und eine Sendespule als Verbindung zur internen Komponente. Verbunden ist das HP über ein Kabel mit einem z.B. am Gürtel zu tragenden Sprachprozessor (SP).

Dieser bildet das Kernstück des gesamten Systems. Mit moderner Technologie wird hier das vom HP empfangene Schallsignal moduliert (Sprachverarbeitung) und wieder an das HP zurückgegeben, welches das Signal dann an den ICS sendet. Es umfasst eine Reihe an Informationen darüber, wie die Elektroden stimuliert werden sollen. Übliche veränderbare Parameter sind dabei z.B. die Hörschwelle, die Unbehaglichkeitsschwelle, die Wellenart der Stimulationsspannung (Rechteckimpuls, Sinuswelle, usw.), Stimulationsdauer, u.v.a.

Durch den von den stimulierten Elektroden abhängigen Spannungsaufbau entsteht in unterschiedlichen Bereichen der Cochlea ein Stromfluss, der entsprechende Neurone des Hörnervs erregt. Infolgedessen werden bei einem noch intakten VIII. Hirnnerven beim Patienten Höreindrücke erzeugt.

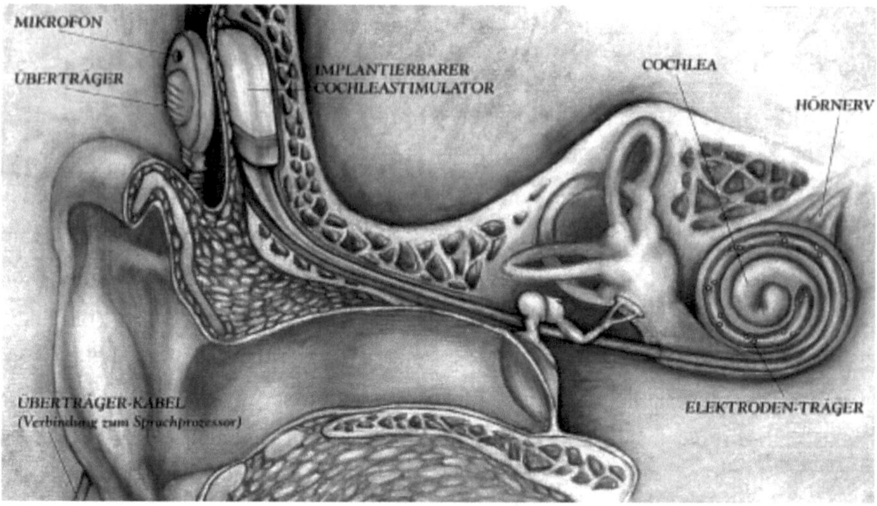

Abb. 1 ICS und seine anatomische Beziehung zum Innenohr

1.2.1 SPRACHVERARBEITUNG

Das Cochlear Implant muss die bei dem Tauben ausgefallenen Innenohrfunktionen ersetzen. Das Mikrofon ist der Ersatz des Trommelfells und der intracochleäre Elektrodenträger stellt die Kopplung zwischen der elektronischen Prothese und dem Hörnerven dar.

Die Sprachverarbeitungsstrategie des Sprachprozessors versucht die im Kapitel Hörphysiologie beschriebene komplexe Verschlüsselung des Schalls in der Cochlea nachzuahmen.

Die Sprachverarbeitungsstrategien aller mehrkanaligen Cochlear Implant-Systeme basieren zumindest auf dem Prinzip der tonotopischen Verschlüsselung der Cochlea. Heutzutage werden mehrere Elektroden direkt in die Cochlea eingebracht. Die am weitesten apikal gelegenen werden von den tiefen Schallfrequenzen angeregt, die basalen von den hochfrequenten Tönen.

Aufgrund der vielen variablen Parameter der Stimulation und der noch zahlreichen offenen Fragen bezüglich der Schallverarbeitung im auditorischen System existiert eine Reihe von unterschiedlichen Sprachverarbeitungsstrategien. Im folgenden soll eine kurze Übersicht der an der Medizinischen Hochschule Hannover verwendeten Kodierungsstrategien und deren Entwicklung gegeben werden.

1.2.1.1 „FEATURE EXTRACTION“-STRATEGIEN

1978 wurde in Melbourne erstmals ein postlingual ertaubter Erwachsener mit einem Cochlear Implant versorgt. Es arbeitete mit mehreren (22) intracochleären Elektroden[18]. Dieses, später als Nucleus-Cochlear Implant bekannt gewordene System, wird mit einer Sprachverarbeitungsstrategie betrieben, die auf dem „Feature-Extraction“-Prinzip beruht[19].

Diese Kodierungsstrategie bearbeitet nicht das volle Klangspektrum des eintreffenden Schalls, sondern nur bestimmte Sprachbestandteile: die stimmhafte Grundfrequenz F0 und die zweite Formantfrequenz F2. Der Sprachprozessor extrahiert zunächst diese beiden charakteristischen Frequenzen. Die zu stimulierende Elektrode wird dann nach der Frequenz des F2-Formanten bestimmt. Die Stimulationsfrequenz wird durch die Frequenz des F0-Formanten festgelegt. Innerhalb stimmloser Abschnitte wird eine zufällige, recht niedrige Hertzzahl gewählt.

Der Gedanke hinter dieser Strategie war, Hintergrundgeräusche sowie andere nicht zum Sprachverstehen notwendige, sondern eher das Implantat überfordernde Akustik auszublenden. Das Cochlear Implant war damals noch als eine Unterstützung zum Lippenlesen gedacht. Insofern sollten Informationen vermittelt werden, die nicht aus dem Lippenbild gelesen werden können. Die Erfolge gaben diesem Grundgedanken recht, einige Patienten erreichten sogar ein partielles Sprachverstehen in Nur-Hören-Bedingungen[20].

1985 wurde diese F0/F2-Strategie geändert, indem man den Formanten F1 hinzufügte. Dieser stimuliert eine weitere Elektrode, die, genauso wie der Formant F2, durch die Höhe der Frequenz ausgewählt wird. Die Stimulationsfrequenz ist die gleiche wie an der Elektrode des F2-Formanten. Der Vergleich der F0/F2-Strategie und der F0/F1/F2-Strategie zeigte ein verbessertes Sprachverstehen mit der neuen Strategie[21].

In den folgenden Jahren wurde der Sprachprozessor des Nucleus-Cochlear Implants weiter überarbeitet und verbessert[22]. Man veränderte unter anderem die Kodierungsstrategie, die von nun an „Multipeak“ genannt wurde. Den Bandpassfiltern der Formanten wurden noch drei weitere Bänder hinzugefügt, die nicht auf das Selektieren von Sprachbestandteilen ausgelegt sind. Die drei zusätzlichen Bänder stimulieren zwei weitere Elektroden im basalen Bereich der Cochlea mit der Frequenz des ermittelten F0-Formanten bei stimmhafter Sprache, in zufälliger Frequenz bei stimmloser. An der Stimulation der anderen Elektroden änderte sich wenig. Es zeigte sich ein signifikant verbessertes offenes Sprachverständnis.

Anfang der neunziger Jahre wurde die Kodierungsstrategie des Nucleus-Cochlear Implants deutlich geändert[23]. Der Sprachprozessor wählt nicht mehr bestimmte Sprachmerkmale aus, um damit die Elektroden zu stimulieren. 16 Bandpassfilter erfassen die gesamte Akustik von 200 bis 5400 Hz. Der Mikroprozessor identifiziert die sechs Kanäle mit der höchsten Ausgangsspannung und erregt die jeweils zugeordneten Elektroden. Eine an vier Patienten erhobene Vergleichsstudie zwischen der Multipeak-Strategie und dem neuen „Spectral Maxima Sound Processor“ (SMSP) zeigte ein signifikant verbessertes Hören in einer Reihe von verschiedenen Tests[24].

Aufgrund dieser überzeugenden Resultate wurde die „Spectral Peak“-Strategie (SPEAK) entwickelt. Der SPEAK-Prozessor gebraucht 20 anstelle von 16 Bandpassfiltern und wählt für einen Reizzyklus bis zu 10 aus[25]. Skinner und Mitarbeiter belegten in einer 63 Patienten umfassenden Studie die verbesserte Leistung gegenüber der Multipeak-Strategie[26].

1.2.1.2 Simultane Reizung mit CA

Entwickelt wurde diese Kodierungsstrategie Anfang der achtziger Jahre von Donald K. Eddington[27, 28]. Sie fand Verwendung in dem in Eddingtons Studien eingesetzten Ineraid-Cochlear Implant und im UCSF/Storz-System[29].

Die „Compressed Analog“-Strategie (CA) verschlüsselt den Schall nach anderen Gesichtspunkten als die bisher dargestellten Strategien. Das gesamte Klangspektrum wird vom Sprachprozessor aufgenommen und durch Bandpassfilter in Frequenzbereiche aufgegliedert. Jedem dieser Frequenzbereiche ist eine Elektrode zugeordnet. Entsprechend dem Prinzip der Ortskodierung wird die am weitesten basal gelegene vom Bandpassfilter des höchsten Frequenzbereichs stimuliert und die am apikalen Ende des Elektrodenträgers platzierte vom tiefsten Frequenzbereich. Stimuliert werden die Elektroden mit einem analogen Signal, dessen Amplitude von der Lautstärke des im jeweiligen Frequenzbereich eintreffenden Schallsignals bestimmt wird. Ebenso ist die Erregungsfrequenz an die eintreffende Akustik gekoppelt. Je höher der Ton, desto höher ist auch die Frequenz des Stimulationsstroms.

Die CA-Strategie selektiert das Schallsignal also nicht nach bestimmten Sprachmerkmalen wie die zuvor dargestellten Strategien, sondern verarbeitet das gesamte Klangspektrum. Insbesondere unterscheidet sich diese Strategie von denen des Nucleus-Cochlear Implants durch das analoge Reizmuster. Die verschiedenen „Feature-Extraction"-Strategien stimulieren den Hörnerv mit einem biphasischen Rechteckssignal.

Der biphasische Rechteckimpuls erregt außerdem die Elektroden nicht-simultan. Zu keinem Zeitpunkt werden zwei Elektroden gleichzeitig angesteuert. Hierin liegt sicherlich der wichtigste Unterschied zur CA-Strategie. CA lässt an allen Elektroden simultan elektrische Felder in der Cochlea aufbauen.

1.2.1.3 Nichtsimultane Reizung mit CIS

Wilson und Mitarbeiter entwickelten Anfang der neunziger Jahre eine Sprachverarbeitungsstrategie, die sie an Patienten des Ineraid-Systems testeten[30]. Zum einen orientiert sich diese „Continuous Interleaved Sampling"-Strategie (CIS) in einigen Merkmalen an den „Feature Extraction"-Strategien des Nucleus, zum anderen hat sie auch Eigenschaften der CA-Strategie aufgegriffen. Wie bei der CA-Strategie werden keine bestimmten Formanten extrahiert, sondern innerhalb eines gegebenen Spektrums alle Frequenzen bearbeitet. Die Anzahl der Kanäle wurde auf sechs erhöht, wobei jeder Bandpassfilter dem Prinzip der tonotopischen Verschlüsselung entsprechend eine eigene Elektrode zugeordnet bekommt. Die Amplitude des Reizes ergibt sich wiederum aus der Lautstärke des Frequenzganges des entsprechenden Bandpassfilters. Die Stimulation der Elektroden geschieht wie beim Nucleus-Cochlear Implant durch einen Rechteckimpuls, der ebenfalls die Elektroden sequentiell nacheinander aktiviert. Das Ergebnis von Wilsons Studie ist überraschend. Obwohl alle Patienten bereits über ein Jahr mit der CA-Strategie trainiert hatten und die Übungszeit mit der neuen Strategie nur wenige Stunden betrug, erzielten sämtliche Probanden mit der CIS-Strategie eine höhere Leistung in den Tests als mit der analogen Strategie. Auch die durchschnittliche Leistung, die von den Patienten in verschiedenen Tests ermittelt wurde, war signifikant höher. Später durchgeführte Studien bestätigten diese ersten Resultate (siehe auch Kapitel Diskussion).

Als Gründe für diese deutliche Verständnissteigerung hat Wilson verschiedene Erklärungsansätze. Er verweist vor allem auf die mögliche Reduktion von Elektrodeninteraktionen. Als Elektrodeninteraktionen werden die gegenseitigen Beeinflussungen der elektrischen Felder bezeichnet, die den Höreindruck des Patienten in schwer vorhersehbarer Weise verändern können. Dieses Phänomen wurde schon 1984 von White und Mitarbeitern untersucht[31]. White fand heraus, dass das Ausmaß dieser Interaktionen stark vom Zustand der Cochlea, dem Abstand zwischen den Elektroden und der Elektrodengeometrie abhängig ist. Demnach müsste eine nichtsimultane Elektrodenansteuerung eine deutliche Reduktion der störenden Beeinflussung bewirken.

Die meisten der heute auf dem Markt erhältlichen Cochlear Implant-Systeme benutzen die CIS-Strategie oder Kodierungsstrategien, deren Charakter der CIS-Strategie zumindest ähnlich ist. So setzt beispielsweise das von Philips vertriebene Laura-Flex-Cochlear Implant die CIS-Strategie genauso ein wie das Combi 40+ von Med-El oder das von Advanced Bionics produzierte Clarion-System.

Auch in der Forschung geht die Tendenz weiter in Richtung die CIS-Strategie zu verbessern. Beispielsweise wird derzeit für das System von Med-El eine Strategie erprobt, die sich „Speckling CIS" nennt. Es werden dabei im Unterschied zur konventionellen CIS-Strategie jedem Kanal mehrere benachbarte Elektroden zugeordnet, die zufällig angesteuert werden. Diese sollen unterschiedliche Nervenfaserpopulationen anregen, um deren Refraktärität bei sehr hohen Stimulationsfrequenzen zu vermeiden.

1.2.1.4 Bipolare und Monopolare Stimulation

Es gibt prinzipiell zwei Möglichkeiten die Elektroden eines Cochlear Implants zu polen. Man benennt diese als mono- bzw. unipolare und als bipolare Stimulation. Wenn die intracochleäre Elektrode gegen eine vergleichsweise großflächige Referenzelektrode, z.B. das Gehäuse des implantierten Cochlea-Stimulators gereizt wird, bezeichnet man dies als monopolare Stimulation. Polt man zwei benachbarte intracochleäre Elektroden miteinander, spricht man von einer bipolaren Stimulation.

Schon 1977 vermuteten Schindler und Mitarbeiter Vorteile der bipolaren Reizung beim Tonhöhenunterscheiden. Die bipolare Stimulation erregte im Vergleich zur monopolaren Reizung kleinere Bereiche der Cochlea und stimulierte den Hörnerven somit selektiver[32].

Die „Compressed Analog"-Strategie wird im Ineraid-System in monopolarer Konfiguration betrieben. Wenn man von einem im Vergleich zur bipolaren Stimulation räumlich recht ausgedehnten elektrischen Feld in der monopolaren Konfiguration ausgeht, ist es gut vorstellbar, dass es bei simultaner Reizung mehrerer Elektroden eher zu Feldüberlagerungen kommen kann. Insofern wurden bei dem monopolaren Ineraid-Cochlear Implant Elektrodeninteraktionen als Grund für das im Vergleich zur CIS-Strategie reduzierte Sprachverständnis angesehen[33].

Dies hat die Firma Advanced Bionics dazu veranlasst, in das Clarion-Gerät die CA-Strategie auch in bipolarer Polung zu implementieren. Bei der ersten CA-Version stimulierte der bipolare Modus die beiden Elektrodenkontakte eines Paares (siehe Abb.2). Dies führte bei einem großen Teil der Patienten dazu, dass die Stromstärken an den Elektrodenpaaren nicht ausreichten, um die nötigen Schwellenwerte zu erreichen[34]. Auch in anderen Studien wurde aufgrund dieser Einschränkung ein Verteilungsverhältnis beobachtet, in dem ca. 10% der Patienten der CA-Strategie den Vorzug geben und 90% der CIS-Strategie[35, 36, 37, 38]. Die Hörschwelle hängt bei der elektrischen Stimulation des Hörnerven unter anderem von der Anzahl der durch das elektrische Feld erfassten Nervenfasern ab. Die Schwelle liegt um so niedriger, je mehr Nervenfasern erfasst werden (siehe auch

Kapitel Lautstärkekodierung). Durch das im bipolaren Modus entstehende nur kleine elektrische Feld wird auch nur ein kleiner Bereich des zu stimulierenden Nervengewebes erreicht. Je nach Zustand des Hörnervs reicht die zur Verfügung stehende Stromstärke nicht aus, um einen Höreindruck zu erzeugen.

Der in dieser Studie verwendete „enhanced-bipolar"-Modus bildet ein größeres elektrisches Feld aus als der herkömmliche bipolare Modus: Es wird jeweils ein Kontakt eines Elektrodenpaares gegen einen Kontakt des benachbarten Paares gereizt (siehe Abb. 2). Dadurch verdreifacht sich die Wegstrecke, durch das größere elektrische Feld wird mehr Nervengewebe erfasst und bei der Anpassung werden die Schwellenwerte mit niedrigeren Spannungen erreicht.

Somit kann nun der noch ausstehende Vergleich der CIS-Strategie mit der CA-Strategie in bipolarem Modus erfolgen.

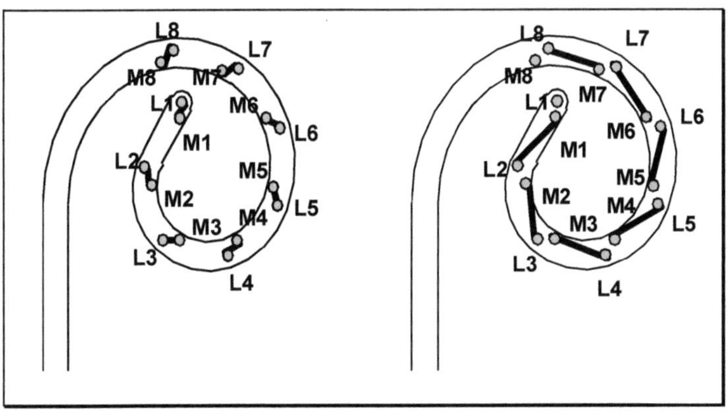

Abb. 2 Links: bisherige bipolare Stimulation, rechts: „enhanced-bipolar"-Konfiguration

1.3 ZIELSETZUNG DER STUDIE

Ziel der vorliegenden Untersuchung ist es, die „Compressed Analog“-Strategie in bipolarer Konfiguration mit der monopolaren „Continuous Interleaved Sampling“-Strategie unter Berücksichtigung verschiedener Gesichtspunkte zu vergleichen. Die subjektive Bewertung der beiden Strategien durch die Patienten und die objektive Leistung in diversen Sprachtests bilden die Hauptbestandteile dieser Studie. Erhoben wurden die Daten an drei Zeitpunkten innerhalb eines Beobachtungszeitraums von drei Monaten. Die gefundenen Ergebnisse werden auf dem Hintergrund der interindividuellen Voraussetzungen des auditorischen Systems betrachtet, die sich zu einem großen Teil in den Daten der Sprachprozessoranpassung wiederspiegeln.

2 PATIENTEN UND METHODIK

2.1 CLARION-COCHLEAR IMPLANT

Der Sprachprozessor des Clarion-Cochlear Implants kann mit verschiedenen Sprachverarbeitungsstrategien arbeiten. Implementierbar sind, wie bereits im Kapitel Sprachverarbeitung erwähnt, die CIS- und die CA-Strategie.

Über einen Drehschalter hat der Anwender die Möglichkeit, zwischen drei Programmen zu wählen. Jedes dieser Programme kann mit einer anderen Sprachverarbeitungsstrategie oder mit einer modifizierten Version einer bereits bewährten Sprachverarbeitungsstrategie belegt werden[39]. Ein Umschalten zwischen den Kodierungsstrategien ist deshalb schnell und unkompliziert möglich. Ein Auswechseln des Sprachprozessors wie bei anderen Cochlear Implant-Systemen zum Ausprobieren einer anderen Strategie ist nicht nötig[40]. Das von Advanced Bionics entwickelte Mehrstrategiensystem besteht wie fast alle Cochlear Implants aus drei Hauptkomponenten: dem implantierbaren Cochleastimulator (ICS), dem Überträger (HP) und dem Sprachprozessor (SP).

2.1.1 DER ÜBERTRÄGER

Das HP (siehe Abb. 3) wird mit einem Magneten in retroaurikulärer Position auf der Kopfhaut direkt über dem ICS gehalten.

Es enthält ein Mikrofon und eine Sendespule. Schall wird durch das Mikrofon empfangen, als elektrisches Signal durch ein Kabel zum Sprachprozessor gesendet und dort weiter verarbeitet. Das entstehende Endsignal wird zu einem 49 MHz-Radiosignal moduliert, durch das Kabel zum HP übermittelt und dort über induktive Kopplung transkutan zum ICS gesendet.

Um die Funktion der „Back-Telemetry" erfüllen zu können (siehe Kapitel Implantierbarer Cochleastimulator), umfasst das HP neben einer Sendespule auch eine Empfangseinheit.

2.1.2 Implantierbarer Cochleastimulator

Die implantierbare Komponente des Clarion-Cochlear Implants ist der im retroaurikulären Bereich der Schädeldecke verankerte ICS[39] mit dem in der Scala tympani platzierten Elektrodenträger[41] (siehe Abb. 3).

Der ICS besteht aus einem 3,7 x 2,5 x 0,6 cm messenden, hermetisch verschlossenen Keramikgehäuse. Der ICS wird mit Energie und Daten über die induktive Kopplung mit dem HP gespeist. Der ICS entschlüsselt die empfangenen digitalen Informationen und wandelt sie in ein analoges Signal. Mit diesem werden die intracochleären Elektroden nach den bei der Anpassung des Sprachprozessors vorgegebenen Werten und der gewählten Sprachverarbeitungsstrategie stimuliert.

Der Stimulationsstrom wird an die 16 Elektroden des intracochleären Elektrodenträgers geliefert und kann in 255 Abstufungen eine Stärke zwischen 1 und 2500 µA betragen, wobei acht unabhängig programmierbare Kanäle zur Verfügung stehen.

Im nichtsimultanen pulsatilen Modus erreicht dieses Cochlear Implant eine Pulsrate von 6500 Hz. Die Anpassrate bei simultaner Stimulation aller Elektroden beträgt 13000 Werte pro Sekunde.

Der ICS empfängt nicht nur das Signal von der Sendespule, sondern sendet auch ein eigenes dorthin zurück[42]. Dieses enthält Informationen an den Sprachprozessor, z.B. über die Ausgangsspannung der Elektroden, die dem Untersucher zur Impedanzmessung dienen können. Diese als „Back-Telemetry“ bezeichnete Funktion ermöglicht es auch, die Funktionsfähigkeit des ICS zu überprüfen.

Der intracochleäre Elektrodenträger enthält acht radial angeordnete Stimulationskontaktpaare. Diese bestehen aus Platinum-Iridium (90:10) und sind in einen Silastic® MDX-4-4210 Träger eingebettet. Jede Elektrode hat einen Durchmesser von 350 µm. Die Distanz zwischen den Paarzentren beträgt 2 mm. Der Elektrodenträger ist bereits wie die Innenohrschnecke vorgeformt. Die

Vorformung der Elektrode ermöglicht zum einen eine Insertion weitgehend ohne Traumatisierung der Schnecke[43]. Zum anderen kommt der Elektrodenträger nah an der medialen Wand der Scala tympani, d.h. im Bereich des neuronalen Gewebes zum Liegen.

Von der Basis bis zu einem Punkt 15 mm vom Runden Fenster entfernt, beträgt der Durchmesser des Elektrodenträgers 1 mm, der übrige Anteil hat einen Durchmesser von 0,8 mm. Der Elektrodenträger wird 24 bis 26 mm weit in die Scala tympani eingeführt.

Die zur medialen Wand der Scala tympani ausgerichteten Elektroden werden als M1 bis M8 bezeichnet, die zur Lateralen als L1 bis L8.

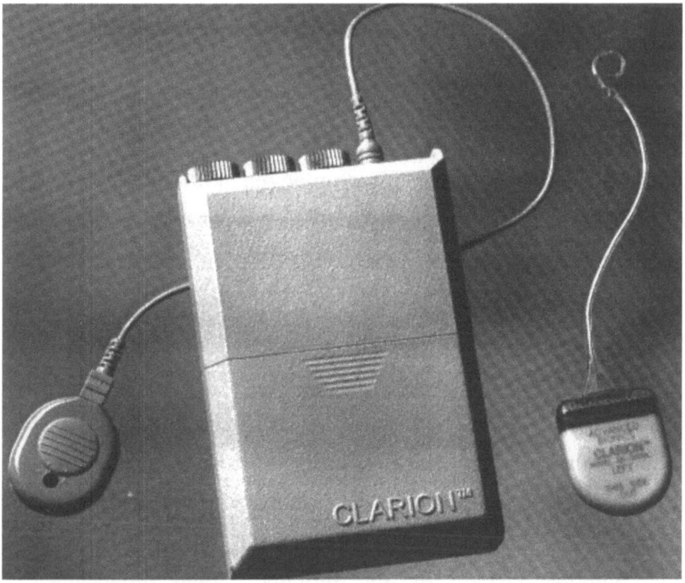

Abb. 3 Die drei Komponenten des Clarion-Systems, von links: Überträger, Sprachprozessor, Implantierbarer Cochleastimulator

2.1.3 Sprachprozessor

Der Clarion-Sprachprozessor (siehe Abb. 3) enthält einen EEPROM-Chip („Electrical Erasable Programmable Read Only Memory"), der die drei an den Patienten angepassten Sprachverarbeitungsstrategien speichern kann.

Neben dem Drehschalter zur Auswahl der Programme verfügt der Sprachprozessor über zwei stufenlose Drehregler. Der Sensibilitätsregler dient der Unterdrückung von Umgebungsgeräuschen, der Lautstärkeregler der Anpassung an die jeweilige Geräuschsituation. Des weiteren verfügt der Sprachprozessor über eine Buchse, an die eine externe Klangquelle, z.B. ein zusätzliches Mikrofon, ein Telefon, o.ä. angeschlossen werden kann.

2.1.3.1 Sprachverarbeitungsstrategien

Im folgenden Abschnitt wird das Entstehen und der Weg des die Cochlea stimulierenden Reizstroms beschrieben[44].

Das analoge Audiosignal wird vom Mikrofon empfangen und als elektrisches, analoges Äquivalent zum Sprachprozessor geleitet. Dieses wird dort verstärkt und durch einen Filter von tieffrequentem Lärm gereinigt. Das ankommende Signal wird von einer „Automatic Gain Control" (AGC) moduliert, die den Schalldynamikbereich auf einen für die elektrische Stimulation passenden Umfang bringt. Auf diese Funktion kann der CI-Träger selber mit dem Sensibilitätsregler Einfluss nehmen. Anschließend passiert das Signal einen „Pre-Emphasis"-Filter, der noch einmal die tiefen Frequenzen ausdünnt, um die Maskierung der höherfrequenten Informationen zu reduzieren. Zusätzlich wird es an den optimalen Signalverarbeitungsbereich angepasst. Schließlich wird das analoge Signal von einem Analog-Digital-Wandler (ADC) in ein digitales Signal umgesetzt, in maximal acht Bänder geteilt und von der CA- oder CIS-Strategie weiter prozessiert. Das Verwenden eines digitalen Signals ermöglicht es, Sprachverarbeitungsstrategien durch vergleichsweise einfaches Austauschen der Software zu wechseln.

2.1.3.1.1 „Continuous Interleaved Sampling"-Strategie

Die Stimulationssignale der CIS-Strategie sind pulsatil und nicht-simultan[45] (siehe Abb. 4). Pulsatil bezeichnet einen biphasischen Rechteckimpuls, nicht-simultan bedeutet, dass immer nur eine Elektrode zu einem Zeitpunkt gereizt wird.

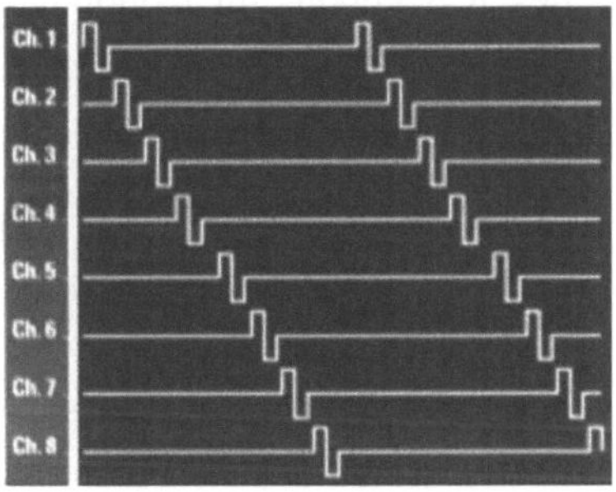

Abb. 4 Reizmuster der „Continuous Interleaved Sampling"-Strategie

CIS benutzt das gesamte Frequenzspektrum des Audiosignals[44]. Nach dem Passieren der Bandpassfilter wird die Energie jedes Frequenzbandes unabhängig voneinander bestimmt. Hieraus ergibt sich die an die spezifische Reizelektrode abzugebende Reizamplitude.

Die anzusteuernde Reizelektrode wird dem Model der Ortskodierung entsprechend durch den Frequenzbereich des jeweiligen Bandpassfilters bestimmt. D.h., dass dem Frequenzband, das die höchsten Frequenzen verarbeitet, das Elektrodenpaar L8/M8 zugeordnet ist, dem Band für die tiefsten Frequenzen das Elektrodenpaar L1/M1.

Das Signal wird nun von einem „Graphic-Equalizer" moduliert, der die Klanqualität verbessert, bevor das sogenannte Mapping durchlaufen wird. Hierbei wird das Signal auf eine Amplitude gebracht, die zwischen der bei der Anpassung festgelegten Hörschwelle und Unbehaglichkeitsschwelle liegt. Auf das Mapping kann der Patient durch die Benutzung des Lautstärkereglers selbst Einfluss nehmen.

Der Pulsgenerator bestimmt schließlich, wann welche Elektrode die entsprechende Reizstromamplitude erhält.

Gereizt wird im CIS-Modus in der Regel, sowie im Rahmen der vorliegenden Studie monopolar, d.h. die zur räumlichen Auflösung dienende Elektrode wird gegen die indifferente Elektrode des Gehäuses des ICS gepolt. Im monopolar-medialen Modus wird die jeweils medial gelegene Elektrode eines Paares angesteuert, also M1, M2, usw., im monopolar-lateralen Modus, die entsprechende laterale Elektrode.

Alle Cochlear Implants der Patienten, die für diese Studie getestet wurden, waren über die medialen Elektroden gepolt.

2.1.3.1.2 „Compressed Analog"-Strategie

Die Stimulationssignale der CA-Strategie[46] sind nicht pulsatil, sondern analog (siehe Abb. 5). Der Reizstrom stellt bei CA also eine Sinuskurve dar. Die Elektroden werden simultan gereizt. Auch CA bearbeitet das gesamte vom Mikrofon gelieferte Frequenzspektrum, so dass alle Elektroden gleichzeitig stimulieren, wenn ein Geräusch mit einem entsprechenden Frequenzumfang auf das Mikrofon trifft.

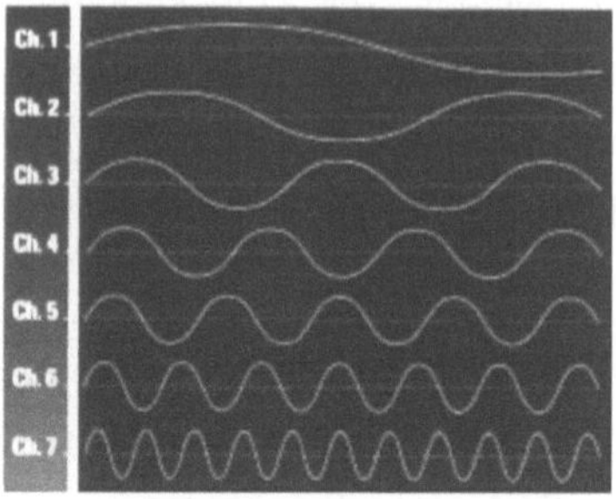

Abb. 5 Reizmuster der „Compressed Analog"-Strategie

Nach dem Durchlaufen der Bandpassfilter wird bei CA das Signal im Sinne einer logarithmischen Funktion auf den zur elektrischen Stimulation geeigneten Bereich komprimiert. Die Basis dieser Funktion wird während der Anpassung des Sprachprozessors bestimmt.

Nach Komprimierung und Regulierung der Signalwerte jedes Kanals werden diese mit einem Faktor verrechnet, der über den Lautstärkeregler bestimmt werden kann.

Die anzusteuernde Reizelektrode wird genauso wie bei CIS durch den Frequenzbereich des jeweiligen Bandpassfilters bestimmt.

2.2 ANPASSUNG DES SPRACHPROZESSORS

Die Anpassung des Sprachprozessors (siehe Abb. 6) erfolgte im Rahmen dieser Studie ca. einen Monat postoperativ mit Beginn der Rehabilitation. CIS wurde im üblichen monopolaren Modus angepasst, CA in der „enhanced-bipolar"-Konfiguration. Bei der Anpassung fallen der Hör- und der Unbehaglichkeitsschwelle eine zentrale Rolle zu. Diese beiden Werte werden für jede Elektrode und für jede Strategie einzeln bestimmt. Ein Reizstrom wird dabei an die jeweilige Elektrode appliziert und langsam in seiner Stärke gesteigert. Der Patient gibt an, ab wann er einen Ton wahrnimmt (Hörschwelle) und ab wann der Ton gerade noch angenehm laut ist (Unbehaglichkeitsschwelle). Bei beiden Strategien können noch einige andere Parameter modifiziert werden. Auch hierbei erfolgte die Festlegung in der vom Patienten als optimal empfundenen Einstellung.

In der ersten Zeit nach der Erstanpassung ändern sich die Impedanzwerte der Elektroden noch häufig[47]. Aus diesem Grund wurden im Verlauf des zweiwöchigen Sprachtrainings die Einstellungen der Strategien nach Bedarf nachkorrigiert.

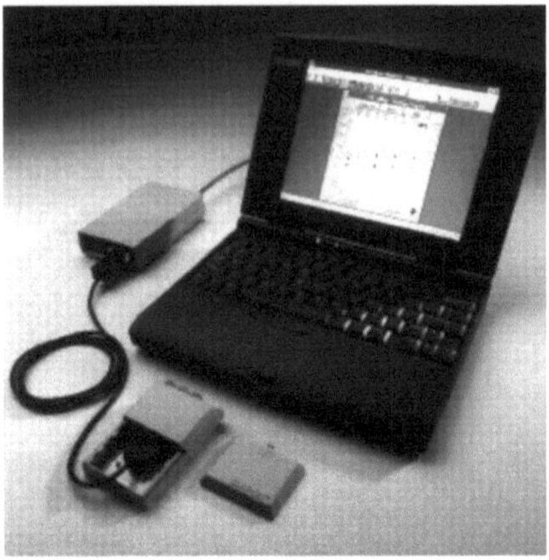

Abb. 6 Laptop mit zur Anpassung angeschlossenem Sprachprozessor

2.3 REHABILITATION

„On February 1, 1961, in the same patient, the single wire electrode was replaced by a four-channel probe. At this time Bill House's wife June was in the operating room but not visible to the patient. June spoke into the microphone and said 'How Are You?'. Everyone was surprised and joyful to hear the patient say 'How Are You?'"[48].

Solch ein sofortiges, postoperatives Sprachverstehen, wie hier von William House beschrieben, ist eher die Ausnahme. In der Regel ist dazu eine intensive Rehabilitation notwendig. An der MHH wird diese nach Verheilen der Operationswunde täglich über zwei Wochen durchgeführt. Auch die Teilnehmer an der vorliegenden Studie wurden über diesen Zeitraum rehabilitiert, mit Ausnahme der Patienten, die sehr schnell Erfolge im Sprachverstehen erzielten und so nach einer Woche schon entlassen werden konnten.

Alle Patienten wurden von den Mitarbeitern des Rehabilitationsteams qualitativ und quantitativ gleichmäßig mit beiden Strategien trainiert. Den Patienten wurde so die Möglichkeit gegeben, sich ausreichend an beide Strategien anzupassen[49]. Für den Gebrauch im Alltag wurden die Patienten angehalten, möglichst häufig auch die von ihnen nicht bevorzugte Strategie einzuschalten.

2.4 STUDIENAUFBAU

Die Evaluationen erfolgten an drei Zeitpunkten:

1. im Anschluss an die zweiwöchige Rehabilitation,
2. sechs Wochen nach Rehabilitation und
3. drei Monate nach Rehabilitation.

Es wurden zu jedem Zeitpunkt Sprachtests durchgeführt und ein Fragebogen ausgefüllt. Zusätzlich erhielt der CI-Träger ein Patiententagebuch am ersten und zweiten Termin.

2.4.1 Sprachtests

Drei langjährig bewährte Sprachtests wurden für den Vergleich der beiden Sprachverarbeitungsstrategien verwendet: der Zahlentest aus dem Freiburger Inventar[50], der Innsbrucker Satztest und der Göttinger Satztest[51].

Eine Zuordnung zu den drei unterschiedlich schwierigen Tests erfolgte über den Einsilbertest des Freiburger Inventars.

Da die Testbedingungen unter Ruhe nicht der alltäglichen Geräuschsituation entsprechen, und sich gezeigt hat, dass CI-Träger Hintergrundlärm als sehr störend empfinden[52], wurde der jeweilige Test auch unter Störgeräusch mit 15 dB Signal-Rauschabstand (S/N) und mit 10 dB Signal-Rauschabstand (S/N) durchgeführt.

Zusätzlich wurde jeder Patient mit den Konfusionstests VO8 (Vokaltest) und C12 (Konsonantentest) in Ruhebedingungen getestet.

2.4.1.1 Erstellung der Test-Compact-Discs

Bis auf den Zahlentest lag das verwendete Material als digitale Aufzeichnung auf DAT-Band vor, in einer Version der Firma Cochlear von 1993. Auf einem Kanal befand sich das Sprachsignal, auf dem anderen das kalibrierte Rauschsignal.

Zur Kalibrierung hat man die Lautstärkespitzenpegel jedes Satzes gemessen. Diese Spitzenpegel wurden anschließend für alle Sätze über den jeweiligen Test gemittelt. Das Rauschen auf dem Band ist in seiner Lautstärke konstant.

Somit war das Lautstärkeverhältnis von Sprache und Rauschen beim jeweiligen Test bekannt und konnte in einem Tonstudio bearbeitet werden. Dabei wurde das Testmaterial in seinem Signal-Rausch-Verhältnis so verändert und kopiert, dass anschließend eine Compact Disc mit dem gesamten Test unter Ruhebedingungen vorlag, eine Compact Disc mit dem Sprachmaterial in 15 dB S/N Störgeräusch und eine mit 10 dB S/N Störgeräusch.

Der Zahlentest lag bereits von der Firma Cochlear aufgenommen in den gewünschten Signal-Rausch-Verhältnissen vor und wurde anschließend auf die CD kopiert.

Das Rauschen des Innsbrucker Satztests und des Zahlentests ist ein umweltsimulierendes nach Prof. Dr. Niemeyer.

Der Göttinger Satztest wurde mit einem sprachsimulierenden Rauschen aufgenommen, generiert durch digitales, zeitversetztes Übereinanderkopieren sämtlicher Zielwörter des Einsilber-Reimtests mit dem Sprecher Sotschek.

2.4.2 Fragebogen und Patiententagebuch

Zur Erfassung der subjektiven Beobachtungen der Clarion-Träger wurde ein dreiseitiger Fragebogen und ein Patiententagebuch ausgearbeitet (siehe Seite 28 bis 34). Beide sind hauptsächlich auf den Vergleich der beiden Sprachverarbeitungsprogramme ausgelegt.

Die Teilnehmer dieser Studie wurden zur Bearbeitung des Tagebuchs darum gebeten, auch nach bereits erfolgter Bevorzugung einer Strategie, möglichst häufig und gerade in besonderen Situationen das Programm zu wechseln, um Schwächen oder Stärken beider Strategien nicht zu übersehen. Falls den Patienten dabei besondere Veränderungen in der akustischen Wahrnehmung auffielen, sollten sie diese unter den Punkten Datum, Situation und Bemerkung in dem Tagebuch festhalten. Des weiteren befindet sich am Ende des Tagebuchs ein Abschnitt zum Notieren der Anwendungsdauer der einzelnen Programme in Stunden pro Tag.

Zu allen drei Testzeitpunkten haben die Patienten zusammen mit dem Untersucher den Fragebogen ausgefüllt. In diesem sollten sie z.B. den beiden Strategien Punkte für die Leistung in bestimmten Situationen geben, die Klangqualitäten der beiden Strategien beschreiben und andere Fragen zu den Klangeigenschaften beantworten.

Fragebogen (Blatt 1)

Datum : ____________ postReha ☐

Name : __________________________ nach 6 Wochen ☐

Geburtsdatum : ____________________ nach 3 Monaten ☐

Interviewer : _______________________

Belegung : Programm Nr. 1 __________, Nr. 2 __________, Nr. 3 __________

1. Welches der Programme hört sich natürlicher und angenehmer an?

Programm Nr. 1 ☐ Nr. 2 ☐ Nr. 3 ☐ egal ☐

2. Bitte geben Sie den einzelnen Programmen Noten für die entsprechende Situation !
0: nicht anwendbar, 1: nie nützlich, 2: selten nützlich, 3: hin und wieder nützlich,
4: häufig nützlich, 5: immer nützlich

a. Umgebungsgeräusche	Programm Nr.1 ☐	Nr.2 ☐	Nr.3 ☐
b. Sprachwahrnehmung	Programm Nr.1 ☐	Nr. 2 ☐	Nr.3 ☐
c. Gespräch mit 1 Person	Programm Nr.1 ☐	Nr.2 ☐	Nr.3 ☐
d. Gespräch mit 2-3 Personen	Programm Nr.1 ☐	Nr.2 ☐	Nr.3 ☐
e. Gespräch mit über 4 Personen	Programm Nr.1 ☐	Nr.2 ☐	Nr.3 ☐
f. Film/Theater	Programm Nr.1 ☐	Nr.2 ☐	Nr.3 ☐
g. Vorträge	Programm Nr.1 ☐	Nr.2 ☐	Nr.3 ☐
h. Kirche	Programm Nr.1 ☐	Nr.2 ☐	Nr.3 ☐
i. Fernsehen mit Untertiteln	Programm Nr.1 ☐	Nr.2 ☐	Nr.3 ☐
j. Fernsehen ohne Untertitel	Programm Nr.1 ☐	Nr.2 ☐	Nr.3 ☐
k. Radiohören	Programm Nr.1 ☐	Nr.2 ☐	Nr.3 ☐
l. Telefonieren mit Verbindung	Programm Nr.1 ☐	Nr.2 ☐	Nr.3 ☐
m. Telefonieren ohne Verbindung	Programm Nr.1 ☐	Nr.2 ☐	Nr.3 ☐
n. Restaurant	Programm Nr.1 ☐	Nr.2 ☐	Nr.3 ☐
o. Parties, Menschenmengen	Programm Nr.1 ☐	Nr.2 ☐	Nr.3 ☐
p. Autofahren	Programm Nr.1 ☐	Nr.2 ☐	Nr.3 ☐
q. Straßenlärm	Programm Nr.1 ☐	Nr.2 ☐	Nr.3 ☐

Fragebogen (Blatt 2)

Datum : ____________ postReha ☐

Name : _________________________ nach 6 Wochen ☐

Geburtsdatum : ___________________ nach 3 Monaten ☐

Interviewer : ______________________

3. Gibt es ein konstantes Störgeräusch bei einem der Programme?

☐ nein

ja, bei ☐ Programm Nr.1 ☐ Nr.2 ☐ Nr.3

4. Haben Sie bei einem der Programme Missempfindungen?

☐ nein

ja, bei ☐ Programm Nr.1 ☐ Nr.2 ☐ Nr.3

5. Gibt es einen auffälligen Lautstärkeunterschied zwischen beiden Programmen?

☐ nein

ja, ☐ Programm Nr.1 ist lauter ☐ Nr.2 ist lauter ☐ Nr.3 ist lauter

6. Gebrauchen Sie den Empfindlichkeits- oder Lautstärkeregler?

☐ nein ☐ ja, für :

7. Beschreiben Sie die Klangqualitäten der beiden Programme !
(Töne, Intonation, usw.)

Programm Nr.1	Programm Nr.2	Programm Nr.3

Fragebogen (Blatt 3)

Datum : ____________ postReha ☐

Name : __________________________ nach 6 Wochen ☐

Geburtsdatum : ____________________ nach 3 Monaten ☐

Interviewer : _______________________

8. Wie viele Stunden tragen Sie Ihr Cochlear-Implantat am Tag?

0-2 ☐ 6-9 ☐ im Logbuch notiert ☐

2-4 ☐ 9-12 ☐

4-6 ☐ 12-16 ☐

9. Wie häufig gebrauchen Sie Programm Nr.1 am Tag?

0-2 ☐ 6-9 ☐ im Logbuch notiert ☐

2-4 ☐ 9-12 ☐

4-6 ☐ 12-16 ☐

10. Wie häufig gebrauchen Sie Programm Nr.2 am Tag?

0-2 ☐ 6-9 ☐ im Logbuch notiert ☐

2-4 ☐ 9-12 ☐

4-6 ☐ 12-16 ☐

11. Wie häufig gebrauchen Sie Programm Nr.3 am Tag?

0-2 ☐ 6-9 ☐ im Logbuch notiert ☐

2-4 ☐ 9-12 ☐

4-6 ☐ 12-16 ☐

12. Gibt es irgendwelche Probleme mit der Lebensdauer der Batterien, der Übertragung, oder sonstiges?

☐ nein

☐ ja, und zwar folgendes :

13. Empfinden Sie eines der Programme als „lärmender"?

☐ nein ja, Programm Nr.1 ☐ Nr.2 ☐ Nr.3 ☐

Medizinische Hochschule Hannover
Abteilung für experimentelle Otologie

Tagebuch für
Cochlear-Implant-Träger

Name des Trägers : ____________________

Implant-Nummer : ____________________

Bitte sorgfältig aufbewahren und zur nächsten Untersuchung wieder mitbringen!

Bei Fragen melden Sie sich bitte unter der Nummer :

Um die Cochlear-Implantate weiterentwickeln zu können
ist es besonders wichtig zu wissen, dass die neuen Produkte besser sind als die alten. In Ihrem Fall ist Programm Nr.1 das alte, Programm Nr.2 das neue Produkt der Forschung.
Um exakte Ergebnisse zu erhalten ist es nicht nur wichtig, dass wir die Testergebnisse ihrer Hörprüfung in eine große Studie einfließen lassen, sondern auch dass Ihre persönlichen Erfahrungen dort festgehalten werden.

Wir möchten gerne wissen, ob es Situationen gibt, in denen Sie mit dem einen Programm besser hören können als mit dem anderen. Können Sie z.B. im Straßenlärm mit Programm Nr.2 besser hören? Andere interessante Situationen sind Musik-hören, Sprache-verstehen oder telefonieren.

Bitte helfen Sie uns bei der Studie, indem Sie Ihre Erfahrungen in dieses Heft eintragen !

Gehen Sie dabei bitte folgendermaßen vor :

1. **Bitte bewahren Sie dieses Heft an einem gut erreichbaren Ort auf !**
2. **Bitte wechseln sie möglichst häufig zwischen beiden Programmen, auch wenn Sie bereits eines bevorzugen !**
3. **Bitte tragen Sie besondere Auffälligkeiten gleich in dieses Heft ein !**
4. **Bitte bringen Sie dieses Heft zur nächsten Untersuchung wieder mit !**

Die Ergebnisse der Auswertung werden Ihnen und allen anderen Cochlear-Implant-Trägern helfen.

Vielen Dank für Ihre Mühe,

Datum :

Situation :

Bemerkung :

Datum :

Situation :

Bemerkung :

Bitte notieren Sie hier alle 2 Wochen, wie häufig Sie das Implantat und die einzelnen Programme benutzen.

Datum : vom __________ bis zum __________

1. Ungefähr wieviel Stunden gebrauchen Sie Ihr Implantat pro Tag?

☐ 0-2 ☐ 6-9
☐ 2-4 ☐ 9-12
☐ 4-6 ☐ 12-16

2. Wieviel Stunden gebrauchen Sie Programm Nr.1 am Tag?

☐ 0-2 ☐ 6-9
☐ 2-4 ☐ 9-12
☐ 4-6 ☐ 12-16

3. Wieviel Stunden gebrauchen Sie Programm Nr.2 am Tag?

☐ 0-2 ☐ 6-9
☐ 2-4 ☐ 9-12
☐ 4-6 ☐ 12-16

4. Wieviel Stunden gebrauchen Sie Programm Nr.3 am Tag?

☐ 0-2 ☐ 6-9
☐ 2-4 ☐ 9-12
☐ 4-6 ☐ 12-16

2.4.3 Testsitzung

Das Testmaterial wurde in „Nur Hören"-Bedingungen von einem CD-Spieler angeboten, dessen „Line-Out"-Buchse über das Clarion-Walkmankabel direkt mit der Buchse des Sprachprozessors verbunden war.

Die präsentierten Wörter bzw. Sätze mussten vom Patienten wiederholt werden. Der Untersucher protokollierte dann auf Auswertungsbögen die richtig und falsch verstandenen Wörter, aus denen sich anschließend die Leistung in Prozent errechnen ließ.

Der Proband wurde darauf hingewiesen, dass er raten darf, wenn er sich mit seiner Antwort nicht sicher ist. Außerdem erhielt er vom Prüfenden keine Hinweise darüber, ob die Antwort richtig oder falsch war.

2.4.3.1 Testzuordnung

Zu Beginn der ersten Testsitzung erfolgte zunächst die Bestimmung des Leistungsniveaus des Teilnehmers unter seiner bevorzugten Strategie mit Hilfe des Einsilbertests des Freiburger Inventars.

Erreichte er dabei eine Leistung unter 10% wurde ihm der Zahlentest des Freiburger Sprachtests zugeordnet, bei einer Leistung zwischen 10% und 60% der Innsbrucker Satztest, bei über 60% der Göttinger Satztest.

Bei der Testsitzung sechs Wochen und drei Monate nach Rehabilitation wurde der jeweils das Mal zuvor benutzte Test noch einmal verwendet. Zeigte sich hierbei unter Ruhebedingungen eine Leistung von über 90%, wurde dieser Test abgebrochen und der jeweils schwierigere gewählt.

Wenn es offensichtlich war, dass der Patient mit diesem überfordert war, wurde der bereits begonnene Test weiter durchgeführt.

2.4.3.2 Testablauf

Jede Testsitzung wurde wie folgt durchgeführt:

Um eine Verunsicherung gegenüber einem „Nur Hören"-Test mit dem neuen Cochlear Implant möglichst niedrig zu halten, wurde in jeder Sitzung die Strategie zuerst getestet, die der Patient auch bevorzugte.

Zur Regulierung der Lautstärke und der Sensibilität über die entsprechenden Regler des Cochlear Implants wurde jedem Patienten zunächst eine gewisse Anzahl von Einsilbern vorgespielt. Der Patient sollte in dieser Zeit die Lautstärke und die Sensibilität auf den von ihm als optimal empfundenen Pegel einstellen. Diese Einstellungen wurden dann über alle Geräuschbedingungen innerhalb der Testung einer Strategie beibehalten.

Nach der beschriebenen Leistungskategorisierung erfolgte die genaue Leistungsbestimmung der vom Patienten bevorzugten Strategie mit jeweils zwei Testlisten unter Ruhebedingungen, zwei Listen unter Rauschen mit 15 dB S/N und weiteren zwei unter Rauschen mit 10 dB S/N.

Im Anschluss folgte eine kurze Unterbrechung, um dem Probanden etwas Erholung zu verschaffen. Gegebenenfalls füllte er in dieser Zeit zusammen mit dem Untersucher den Fragebogen aus.

War dies geschehen, schaltete der Proband auf die von ihm weniger bevorzugte Strategie um. Er hatte nun wieder die Möglichkeit, beim Vorspielen einiger Einsilber den Lautstärke- und Empfindlichkeitsregler in die optimale Position zu bringen und sich kurz einzuhören.

Anschließend wurde der gleiche Testvorgang wiederholt.

Am Ende der Sitzung wurden der Konsonanten- und der Vokaltest unter Ruhebedingungen mit beiden Programmen durchgeführt. Der Untersuchte wurde angewiesen, die von ihm verstandenen Vokale bzw. Konsonanten auf einer Tafel anzuzeigen. Um ein zu häufiges Wechseln der Strategie während des Tests zu vermeiden, wurde der Vokal- und Konsonantentest zuerst mit der nicht bevorzugten Strategie getestet, danach mit der Bevorzugten.

Die Listen des Zahlen- und der Satztests wurden in einer anfangs festgelegten, zufälligen Reihenfolge vorgespielt. Insgesamt wurden bei jeder Sitzung 12 Testlisten getestet. Da nur der Göttinger Satztest über einen Umfang verfügt, der es ermöglicht pro Sitzung keine Liste zu wiederholen, wurde beim Zahlentest und beim Innsbrucker Satztest darauf geachtet, dass möglichst keine Liste unter den gleichen Geräuschbedingungen und mit der gleichen Strategie noch einmal präsentiert wurde.

2.5 PATIENTEN

Der Clarion Sprachprozessor kann seit März 1996 mit CA in der „enhanced-bipolar“-Konfiguration programmiert werden. Alle erwachsenen Patienten, die seitdem bis zum Februar 1997 mit einem Clarion-Cochlear Implant an der Medizinischen Hochschule Hannover versorgt wurden und die folgende Eingangskriterien erfüllten, nahmen an der Studie teil:

1. Die Ertaubung erfolgte postlingual.
2. Der Proband beherrscht deutsch so gut, dass er die Sprachtests absolvieren konnte.
3. Der Elektrodenträger erreichte die volle Insertionstiefe.
4. Alle 16 Elektroden konnten stimuliert werden.

Insgesamt nahmen 23 Patienten, 10 männliche (43%) und 13 weibliche (57%), an der Studie teil.

Ein Patient wurde trotz seiner perilingualen Ertaubung aufgrund seiner hohen Motivation, seiner frühen lautsprachlichen Förderung und seiner durchweg guten Leistungen in den „Live-Voice“-Tests während der Rehabilitation in die Studie aufgenommen..

Drei dieser 23 Patienten konnten im CA-Modus nicht angepasst werden, da ihre Schwellenwerte zu hoch lagen. Sie verwendeten ausschließlich CIS.

Das Durchschnittsalter der Patienten lag bei 43 Jahren.

Bei 11 Patienten (48%) war die Ursache der Ertaubung unbekannt. Eine ototoxische Genese wurde bei 4 Patienten (17%) vermutet. Rezidivierende Hörstürze machten 3 Patienten (13%) für ihren Hörverlust verantwortlich. Jeweils 1 Patient (4%) sah seine Ertaubungsursache in einem Trauma, einer Meningitis, einer Mastoiditis, einem Morbus Behçet und einem Morbus Menière begründet.

Progredient verlief die Ertaubung bei 16 Patienten (70%), bei 7 Patienten (30%) trat sie akut auf.

2.6 STATISTISCHE METHODIK

Teile der Fragebogenergebnisse sowie sämtliche ermittelten Testresultate wurden unter Wahrung des Datenschutzes in das Tabellenkalkulationsprogramm „Excel 7.0“ der Firma Microsoft eingegeben und dort bearbeitet. Die grafischen und tabellarischen Darstellungen erfolgten ebenfalls mit diesem Programm.

Die statistische Auswertung geschah mit dem Programm „SPSS 7.5“. Die statistisch bearbeiteten Daten sind als Mittelwerte mit den entsprechenden Standardabweichungen in Klammern angegeben. Zur Anwendung kamen zwei statistische Testverfahren:

1. Zum Vergleich der Daten beider Nutzergruppen wurde der U-Test nach Wilcoxon, Mann und Whitney verwendet.
2. Sollten die Ergebnisse innerhalb einer Nutzergruppe miteinander verglichen werden, wurde der Wilcoxon-Test für paarige Stichproben eingesetzt.

Das Signifikanzniveau wurde für diese Tests auf $p = 0{,}05$ festgelegt.

3 ERGEBNISSE

Im folgenden werden die aus den Fragebögen, Patiententagebüchern und den Testsitzungen erhobenen Ergebnisse dargestellt. Die drei Patienten, deren Schwellenwerte für den CA-Modus zu hoch lagen, wurden in den Kapiteln Patientenbefragung und Testergebnisse aus der Betrachtung ausgeschlossen.

Auf die Ergebnisse der Sprachprozessoranpassung wird im Kapitel Anpassungsdaten eingegangen.

3.1 PATIENTENBEFRAGUNG

3.1.1 STRATEGIEBEVORZUGUNG

Direkt nach der Rehabilitation befragt, gaben von 20 Patienten 9 (45%) an, dass sich die CIS-Strategie natürlicher und angenehmer anhört, 10 (50%) nannten die CA-Strategie. Patient HM wollte sich nicht auf eine der beiden Strategien festlegen.

Zum Sechs-Wochen-Termin entschieden sich 10 (50%) bei der Frage für die CIS-Strategie, für die CA-Strategie ebenfalls 10 (50%). Patient HM, der sich bei der ersten Befragung für keine Strategie entscheiden konnte, gab zu diesem Zeitpunkt die CA-Strategie an. Patient MK, der nach der Rehabilitation die CA-Strategie als natürlicher und angenehmer empfand, wählte dieses Mal die CIS-Strategie.

Zum Drei-Monats-Termin entschieden sich alle Patienten wie bei der Befragung zum vorherigen Termin.

Somit gaben am Ende dieser Studie von 20 Befragten, bei denen beide Sprachverarbeitungsstrategien angepasst werden konnten, 10 (50%) an, die CIS-Strategie als natürlicher und angenehmer zu empfinden, 10 (50%) entschieden sich für die CA-Strategie.

3.1.2 Benutzungsdauer

16 Patienten (80%) teilten mit, während der zweiwöchigen Rehabilitation ihr Cochlear Implant im Schnitt 12-16 Stunden zu benutzen. Drei Patienten (15%) gebrauchten es 9-12 Stunden. Ein Patient berichtete, dass er sein Cochlear Implant nur 4-6 Stunden täglich einschaltet. 18 Patienten (90%) gaben an, dass sie außerhalb der Rehabilitationszeiten bis auf ein kurzes Ausprobieren nur die von ihnen als angenehmer empfundene Strategie benutzen. Die beiden anderen Patienten gebrauchten sowohl die CA-Strategie als auch die CIS-Strategie jeweils 6-9 Stunden am Tag. Einer von diesen zweien war Patient HM, der zu diesem Zeitpunkt auch im Fragebogen keine Strategie klar bevorzugte, der andere empfand die CA-Strategie als angenehmer.

Bei der Befragung zum Sechs-Wochen-Termin berichteten 13 Patienten (65%) ihr Cochlear Implant in der Zwischenzeit 12-16 Stunden pro Tag benutzt zu haben und sechs Patienten (30%) 9-12 Stunden. Patient RI hat den Nutzen seines Gerätes als so gering empfunden, dass er es nur noch selten eingeschaltet hat.18 Patienten (90%) benutzten in diesem Zeitraum bis auf die kurzen Phasen des Austestens der anderen Strategie nach wie vor das von ihnen bevorzugte Programm. Ein Patient, der nach dem Fragebogen CA bevorzugt, habe täglich 2-4 Stunden die CIS-Strategie getestet. Patient HM, der sich anfänglich nicht zwischen den beiden Strategien entscheiden konnte, benutzte inzwischen die CIS-Strategie nur noch 4-6 Stunden täglich. Patient MK, der vom ersten auf den zweiten Termin die bevorzugte Strategie von CA auf CIS wechselte, verwendete in diesem Zeitraum die CA-Strategie auch nur noch 9-12 Stunden, die CIS-Strategie schon 4-6 Stunden.

Zum Drei-Monats-Termin gaben 16 Patienten (80%) an, ihr Cochlear Implant inzwischen 12-16 Stunden, 3 (15%) Patienten 9-12 Stunden täglich zu gebrauchen. Patient RI legte sein Cochlear Implant nach wie vor nur selten an und dann benutzte er die für ihn angenehmere CIS-Strategie. Alle anderen schalteten zu diesem Zeitpunkt nur noch das jeweils als angenehmer eingeschätzte Programm ein.

3.1.3 Gruppeneinteilung

Aus den beiden vorangegangenen Betrachtungen lassen sich zwei Gruppen erkennen: Die eine empfindet die CIS-Strategie als natürlicher und angenehmer, die andere die CA-Strategie. Beide Gruppen setzen im Alltag hauptsächlich die Strategie ein, die sie bevorzugen. Die nun folgenden Ergebnisse werden auf dieser Basis betrachtet.

In der CIS-Gruppe sind die 10 Patienten, die sich zum Drei-Monats-Termin nach Frage eins des Fragebogens und nach der Tragedauer auf die Strategie CIS festgelegt hatten. In der anderen sind die 10 Patienten zusammengefasst, die dies für CA taten.

3.1.4 Patientenbeobachtungen

Nachstehend wird aufgeführt, wie häufig eine bestimmte Antwort aus der CIS-Gruppe und der CA-Gruppe über den gesamten Studienzeitraum gegeben wurde.

3.1.4.1 Lautstärkeempfindung

Die Patienten wurden gefragt, ob sie eine der Strategien als deutlich lauter empfinden und wenn ja, welche. Die Häufigkeit der gegebenen Antworten ist in Tabelle 1 dargestellt.

Die Patienten der CA-Gruppe gaben sechsmal an, dass beide Strategien gleich laut sind. Dreizehnmal wurde berichtet, dass CA lauter ist, zehnmal wurde CIS-Strategie als lauter empfunden.

Aus der CIS-Gruppe wurde zwölfmal keine der Strategien als lauter geschildert. Siebenmal entschieden sich die Patienten für CA, neunmal für CIS.

	Postreha	**6 Wochen**	**3 Monate**	**Insgesamt**
CA-Gruppe: CA ist lauter	3	6	4	**13**
CA-Gruppe: CIS ist lauter	3	3	4	**10**
CA-Gruppe: keine Strategie ist lauter	3	1	2	**6**
CIS-Gruppe: CA ist lauter	3	2	2	**7**
CIS-Gruppe: CIS ist lauter	2	4	3	**9**
CIS-Gruppe: keine Strategie ist lauter	5	3	4	**12**

Tab. 1 Frage: „Ist eines der Programme deutlich lauter?“

3.1.4.2 Missempfindungen

Die Patienten sollten bei dieser Frage angeben, ob sie bei einer Strategie Missempfindungen, Schmerzen oder ähnliches beobachtet haben. Die Antworten sind in Tabelle 2 aufgeführt.

Zweiundzwanzigmal wurde von der CA-Gruppe diesbezüglich nichts bemerkt, dreimal wurden Missempfindungen beim Gebrauch der CA-Strategie angegeben, viermal bei der CIS-Strategie.

Aus der CIS-Gruppe wurde die Frage Einundzwanzigmal mit „Nein“ beantwortet, fünfmal wurden Missempfindungen bei der CA-Strategie beobachtet, einmal bei CIS.

Als Missempfindungen wurden Ohrgeräusche, ein Druckgefühl über dem Mastoid, Stiche, oder ein unangenehmes Narbengefühl geschildert.

	Postreha	**6 Wochen**	**3 Monate**	**Insgesamt**
CA-Gruppe: ME bei CA	2	0	1	**3**
CA-Gruppe: ME bei CIS	1	2	1	**4**
CA-Gruppe: keine ME	6	8	8	**22**
CIS-Gruppe: ME bei CA	2	1	2	**5**
CIS-Gruppe: ME bei CIS	0	1	0	**1**
CIS-Gruppe: keine ME	8	6	7	**21**

Tab. 2 Frage: „Haben Sie bei einem der Programme Missempfindungen (ME)?“

3.1.4.3 Störgeräusch

Die Patienten wurden befragt, ob sie ein Geräusch bei einer der Strategien festgestellt haben, das auch in Ruhe zu hören ist. Die Häufigkeit der Antworten ist in Tabelle 3 aufgeführt.

Aus der CA-Gruppe wurde diese Frage zwölfmal mit „nein“ beantwortet, viermal wurden Hintergrundgeräusche bei CA gehört, dreizehnmal bei CIS.

Die CIS-Gruppe hatte zwölfmal keine Störgeräusche festgestellt, vierzehnmal bei der CA-Strategie, zweimal bei der CIS-Strategie. Die Geräusche wurden von den Patienten sehr unterschiedlich beschrieben. Die Veranschaulichungen umfassen unter anderem Laute wie „Rauschen“, „Piepsen“, „Kratzen“, „Summen“ und „Pfeifen“. Dreimal wurde von Patienten ein Geräusch geschildert, das nach dem Wechseln der Strategie auftritt und nach ein paar Minuten wieder verschwindet.

	Postreha	**6 Wochen**	**3 Monate**	**Insgesamt**
CA-Gruppe: Störg. bei CA	2	1	1	**4**
CA-Gruppe: Störg. bei CIS	4	4	5	**13**
CA-Gruppe: keine Störg.	3	5	4	**12**
CIS-Gruppe: Störg. bei CA	5	3	6	**14**
CIS-Gruppe: Störg. bei CIS	0	1	1	**2**
CIS-Gruppe: keine Störg.	5	5	2	**12**

Tab. 3 Frage: „Haben Sie bei einem der Programme ein Störgeräusch beobachtet?“

3.1.4.4 Lärmempfindung

Gefragt wurden die Patienten, ob sie eine der Strategien als „lärmender" empfinden und wenn ja, welche. In Tabelle 4 sind die Antworten zu dieser Frage aufgeführt. Aus der CA-Gruppe wurde elfmal keine der Strategien als lärmender angegeben, fünfmal CA, dreizehnmal CIS. Die CIS-Gruppe ordnete elfmal keine der Strategien als lärmender ein, sechzehnmal CA, einmal CIS.

	Postreha	**6 Wochen**	**3 Monate**	**Insgesamt**
CA-Gruppe: CA ist lärmender	3	2	0	**5**
CA-Gruppe: CIS ist lärmender	2	6	5	**13**
CA-Gruppe: keines ist lärmender	4	2	5	**11**
CIS-Gruppe: CA ist lärmender	5	5	6	**16**
CIS-Gruppe: CIS ist lärmender	0	1	0	**1**
CIS-Gruppe: keines ist lärmender	5	3	3	**11**

Tab. 4 Frage: „Welches Programm ist lärmender?"

3.1.4.5 Situationsnoten

Unter Frage zwei des Fragebogens sollten die teilnehmenden CI-Träger den beiden Strategien für verschiedene Situationen Punkte geben. Fünf Punkte war die höchste mögliche Punktzahl, ein Punkt die niedrigste.

Nicht jeder Patient hatte seine Strategien in allen Situationen getestet. Um daraus resultierende Verzerrungen zu reduzieren, wurden bis auf die „Sprachwahrnehmung allgemein" alle sich ähnelnden Situationen in fünf Gruppen zusammengefasst. Deren Punkte wurden pro Strategie und Testzeitpunkt gemittelt.

3.1.4.5.1 Sprachwahrnehmung allgemein

Unter diesem Punkt war die allgemeine Einschätzung der Sprachwahrnehmung mit einer Punktzahl zu benoten. Die Ergebnisse dieser Frage sind in Abbildung 7 gezeigt.

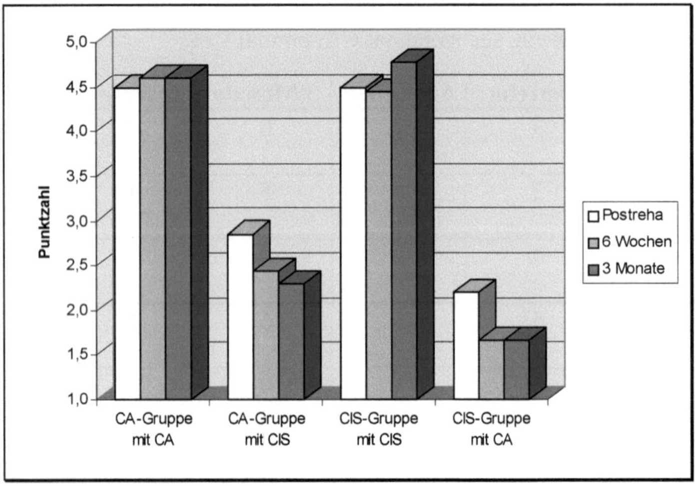

Abb. 7 Allgemeines Sprachverständnis

Die CA-Strategie wurde von der CA-Gruppe mit durchschnittlich 4,5 (±0,8), 4,6 (±0,7) und 4,6 (±0,5) zu den Zeitpunkten direkt nach der Rehabilitation, nach sechs Wochen und nach drei Monaten beurteilt. Die CIS-Strategie benotete diese Gruppe mit 2,9 (±1,1), 2,4 (±1,4) und 2,3 (±1,3). Die CIS-Strategie wurde von der CIS-Gruppe mit den Punkten 4,5 (±0,5), 4,4 (±0,9) und 4,8 (±0,4), die CA-Strategie mit 2,2 (±1,8), 1,7 (±1,0) und 1,7 (±1,1) zu den verschiedenen Zeitpunkten bewertet. Der Unterschied zwischen der bevorzugten und der nicht bevorzugten Strategie war innerhalb der Gruppen zu allen Testzeitpunkten signifikant. Zu jedem Testzeitpunkt schätzte die CA-Gruppe die CIS-Strategie mit einer höheren Punktzahl ein als die CIS-Gruppe die CA-Strategie. Statistisch signifikant war dieser Unterschied nicht.

3.1.4.5.2 Sprachverständnis bei unterschiedlich vielen Gesprächspartnern

Unter diesem Punkt wurden die Noten der Situationen 2c, 2d und 2e zusammengefasst und gemittelt. Dargestellt sind diese Ergebnisse in Abbildung 8.

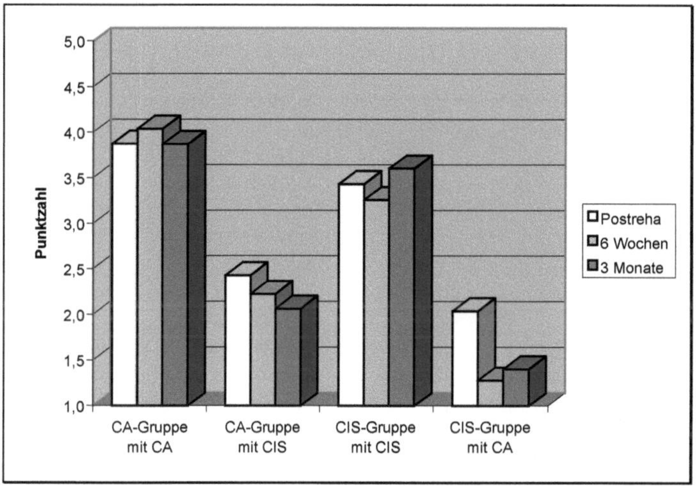

Abb. 8 Sprachverständnis bei unterschiedlich vielen Gesprächspartnern

Beurteilt wurde das Sprachverständnis bei dem Gespräch mit unterschiedlich vielen Personen von der CA-Gruppe unter Verwendung der CA-Strategie mit 3,9 (±1,0) Punkten nach der Rehabilitation, nach sechs Wochen mit 4,0 (±0,9) Punkten und nach drei Monaten wieder mit 3,9 (±0,5) Punkten. Die CIS-Strategie erhielt von der CA-Gruppe 2,4 (±0,6), 2,2 (±1,3) und 2,1 (1,3) Punkte. Die CIS-Gruppe gab der CIS-Strategie zu den erwähnten Terminen 3,4 (±0,7), 3,3 (±0,7) und 3,6 (±0,9) Punkte, der CA-Strategie 2,0 (±1,4), 1,3 (±0,4) und 1,4 (±0,7) Punkte. Der Unterschied zwischen der bevorzugten und der nicht bevorzugten Strategie war innerhalb der Gruppen zu allen drei Zeitpunkten signifikant. Die CA-Gruppe gab der CIS-Strategie an allen Terminen im Mittel höhere Punktzahlen als die CIS-Gruppe der CA-Strategie, ohne dass eine Signifikanz für diesen Unterschied festgestellt werden konnte.

3.1.4.5.3 Sprachverständnis in besonderen Räumen

Die Situationen 2f, 2g, 2h des Fragebogens wurden zusammengefasst. Die Patienten hatten zum überwiegenden Teil diese Situationen im Anschluss an die Rehabilitation noch nicht getestet, so dass dieser Zeitpunkt in Abbildung 9 nicht eingeschlossen wurde.

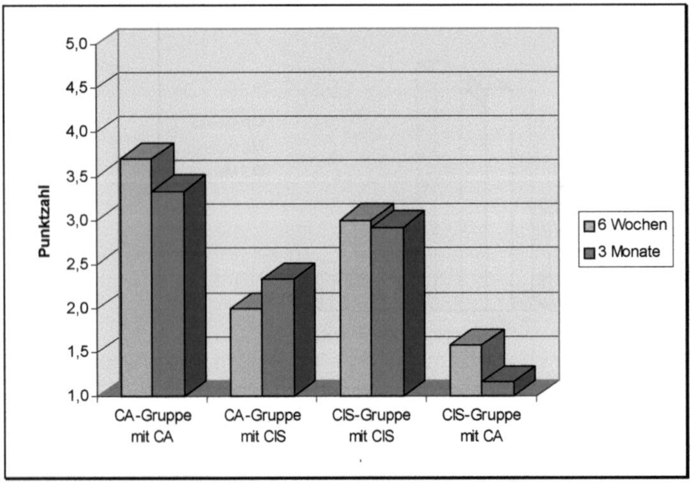

Abb. 9 Sprachverständnis in besonderen Räumen

Zum Sechs-Wochen-Termin wurde der CA-Strategie von der CA-Gruppe die durchschnittliche Punktzahl von 3,7 gegeben, zum Drei-Monats-Termin die Punktzahl 3,3. Die CIS-Strategie wurde an diesen Terminen mit den Punkten 2,0 und 2,3 bewertet. 3,0 und 2,9 Punkte wurden von der CIS-Gruppe an die CIS-Strategie vergeben, 1,6 und 1,2 an die CA-Strategie. Eine statistische Auswertung erfolgte bei diesen Daten nicht, da nur wenige Patienten Gelegenheit hatten, die Sprachverarbeitungsstrategien entsprechend auszutesten. Die bevorzugte Strategie wurde mit einer höheren Punktzahl als die nicht bevorzugte auch in diesen Situationen bewertet. Auffallend ist wieder, dass die CA-Gruppe der CIS-Strategie mehr Punkte gab, als die CIS-Gruppe der CA-Strategie.

3.1.4.5.4 Sprachverständnis über besondere Schallquellen

Die Durchschnittspunktzahlen der Situationen 2i, 2j, 2k, 2l und 2m wurden gemittelt und in Abbildung 10 dargelegt.

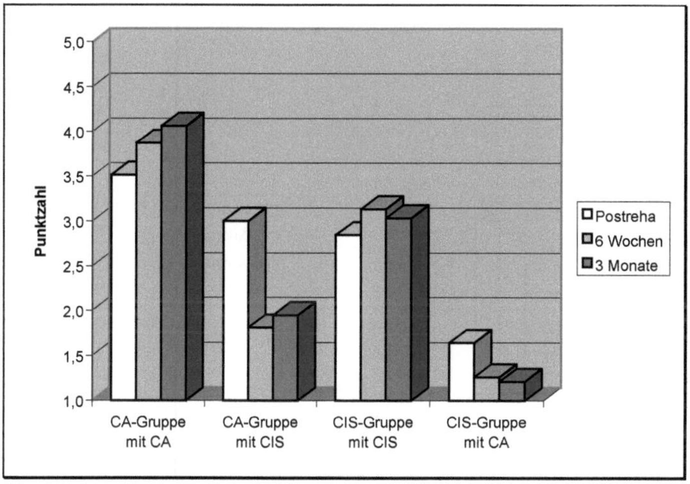

Abb. 10 Sprachverständnis über besondere Klangquellen

3,5 (±0,9), 3,9 (±0,9) und 4,1 (±0,5) sind die Punkte, die die CA-Gruppe ihrer bevorzugten Strategie an den Zeitpunkten Postreha , sechs Wochen und drei Monate gab. Die CIS-Strategie wurde von diesem Kollektiv mit 3,0 (±1,4), 1,8 (±1,1) und 2,0 (±1,2) bepunktet. Die CIS-Gruppe beurteilte ihre bevorzugte Strategie mit 2,8 (±1,4), 3,1 (±1,2) und 3,0 (±1,0) Punkten, die CA-Strategie mit 1,6 (±1,1), 1,3 (±0,6) und 1,2 (±0,4).

Der Unterschied zwischen der favorisierten und der nicht bevorzugten Strategie war innerhalb der CA-Gruppe zum Sechs-Wochen- und zum Drei- Monats-Termin signifikant. In der CIS-Gruppe war dieser Unterschied an allen drei Terminen signifikant.

Die CA-Gruppe stufte die CIS-Strategie zu jedem Termin höher ein als die CIS-Gruppe die CA-Strategie. Signifikant ist dieser Unterschied zu keinem Zeitpunkt.

3.1.4.5.5 Sprachverständnis im Hintergrundlärm

Zusammengefasst wurden die Punkte der Situationen 2n, 2o, 2p, 2q und 2a. In Abbildung 11 sind die erfragten Punkte gezeigt.

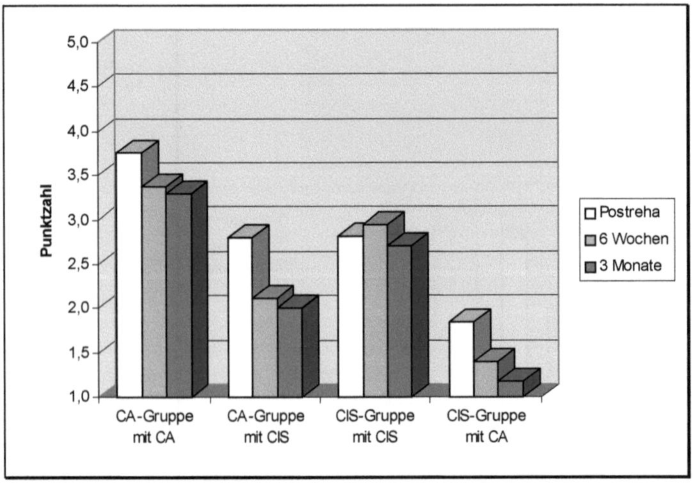

Abb. 11 Sprachverständnis im Hintergrundlärm

Mit der analogen Strategie benotete die CA-Gruppe das Sprachverstehen im Hintergrundlärm mit 3,8 (±1,0), 3,4 (±1,0) und 3,3 (±0,5) Punkten, die pulsatile Strategie mit 2,8 (±0,8), 2,1 (±1,4) und 2,0 (±1,2). Die CIS-Gruppe bewertete die CIS-Strategie mit 2,8 (±0,9), 2,9 (±0,9) und 2,7 (±0,7) Punkten, die CA-Strategie mit 1,9 (±1,4), 1,4 (±0,8) und 1,2 (±0,4) Punkten.

Der Unterschied zwischen der bevorzugten und der nicht bevorzugten Strategie war innerhalb der CA-Gruppe nach der Rehabilitation und nach drei Monaten signifikant, innerhalb der CIS-Gruppe nach sechs Wochen und nach drei Monaten. Die Signifikanzgrenze des Unterschieds von CA und CIS innerhalb der CA-Gruppe wurde zum Sechs-Wochen-Termin mit p=0,058 knapp verfehlt. An allen drei Zeitpunkten bekam die CIS-Strategie von der CA-Gruppe mehr Punkte als die CA-Strategie von der CIS-Gruppe. Signifikant waren diese Unterschiede nicht.

3.1.4.6 Kommentare und Patiententagebuch

Die unter Frage 7 des Fragebogens und im Patiententagebuch frei geschilderten Höreindrücke wurden auf sich wiederholende Beobachtungen durchgesehen und zusammengefasst. Wenn sich Schilderungen widersprachen, wurden diese ausgelassen. Im folgenden sind die Häufigkeiten bestimmter Beobachtungen dargestellt.

3.1.4.6.1 Tonhöhe

12 Patienten gaben an, dass die CA-Strategie einen tieferen Klangcharakter besitzt als die CIS-Strategie. Davon gehörten sieben zur CIS-Gruppe, fünf zur CA-Gruppe. Zwei Patienten, beide aus der CIS-Gruppe, empfanden CIS tiefer als CA.

3.1.4.6.2 Geräuschentwicklung

Sieben Patienten aus der CIS-Gruppe und ein Patient aus der CA-Gruppe gaben Geräuscheindrücke beim Gebrauch der CA-Strategie an, die die meisten von ihnen als eine Art „Blubbern" beschrieben, ein Patient nannte es „zwitschern". Ein anderer Patient beschrieb detailliert diesen Höreindruck als ein Geräusch, das zusätzlich zur Sprachwahrnehmung auftritt, so dass man „zur Hälfte Sprache und zur Hälfte Blubbern hört".

Patient MK, der im Laufe der Studie von CA auf CIS wechselte, beschrieb, dass beim Autofahren die Fahrgeräusche als „Blubbern" zu hören seien.

In eine ähnliche Richtung deuten die Beschreibungen von drei CA-Nutzern, die sagen, dass sie die CA-Strategie besser als die CIS-Strategie für die Sprachwahrnehmung gebrauchen können, bei lauten Hintergrundgeräuschen die CA-Strategie aber unangenehm wird.

Zu ihnen gehört auch Patient HM, der aus diesem Grund die CIS-Strategie benutzt, wenn er die Nebengeräusche als störend empfindet und er in der entsprechenden Situation ohnehin kein gutes Sprachverstehen erreichen kann.

In seinem Tagebuch schreibt er: „2.2.97; Situation: Kegeln; Programm 1 (CA) ist unangenehm laut, wir sind ca. 10 Personen, durch den Lärm beim Kegeln verstehe ich Sprache auch nur deutlich, wenn ich Lippen ablese. Ich benutze hier Programm 3 (CIS), da die Geräusche angenehm sind und Sprache sowieso nur mit Lippenbild deutlich ist.“

3.1.4.6.3 Künstlicher Klang

Sieben Patienten der CA-Gruppe beschrieben das CIS-Programm mit Worten wie „blechern“, „metallisch“, „wie eine Computerstimme“ oder „wie ein Roboter“. Jeweils drei CIS-Nutzer verwendeten diese Vergleiche für die CA-Strategie und für die CIS-Strategie.

3.1.4.6.4 Umschaltproblematik

Vier CIS-Nutzer und zwei CA-Nutzer gaben an, dass sie mit dem Wechsel zwischen den Strategien Probleme haben. Das Einhören in die andere Strategie falle ihnen schwer und es würde ca. 15 min dauern, bis die bevorzugte Strategie wieder gut zu verstehen sei.

3.2 TESTERGEBNISSE

3.2.1 VOKALKONFUSIONSTEST

Die im Vokaltest ermittelten Werte sind in in Abbildung 12 dargestellt. Die Ratewahrscheinlichkeit liegt bei diesem Test bei 12,5%.

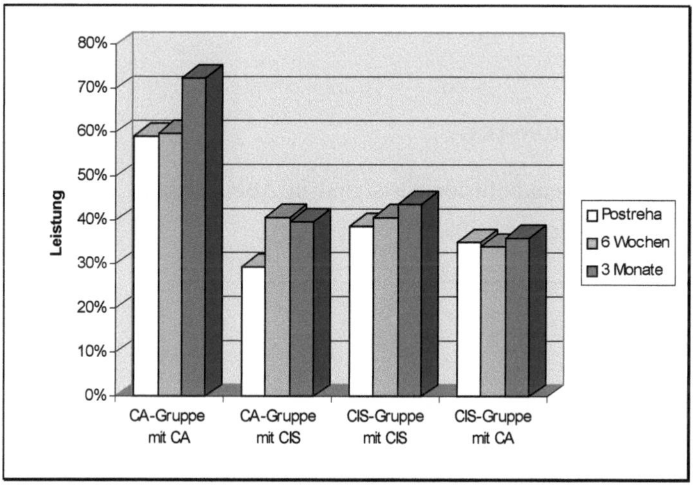

Abb. 12 Vokalkonfusionstest

An den Postreha-, Sechs-Wochen- und Drei-Monats-Terminen erreichte die CA-Gruppe mit der analogen Strategie die Werte 59% (±17%), 60% (±15%) und 72% (±12%). Mit der nicht bevorzugten CIS-Strategie erzielte sie an diesen Zeitpunkten die Leistung 30% (±16%), 41% (±13%) und 40% (±20%). Damit hatte sie zu allen Zeitpunkten signifikant bessere Resultate mit der CA-Strategie.

Das CIS-Kollektiv schloss die Tests mit der pulsatilen Strategie mit den Ergebnissen 39% (±8%), 41% (±15%) und 44% (±18%) ab. Mit der CA-Strategie erreichte es 35% (±22%), 34% (±17%) und 36% (±14%). Die CIS-Nutzer waren im Mittel zu keinem Termin mit der CIS-Strategie signifikant besser als mit der CA-Strategie.

Ein signifikanter Unterschied ergab sich bei dem Vergleich der Leistung der CA- und der CIS-Gruppe mit der jeweils favorisierten Strategie. Die CA-Gruppe erreichte dabei eine signifikant höhere Leistung an allen drei Testzeitpunkten.

Die Testergebnisse der CA-Gruppe mit CIS waren zum Sechs-Wochen-Termin und zum Drei-Monats-Termin höher als die der CIS-Gruppe mit der CA-Strategie, ein statistisch signifikanter Unterschied lag aber nicht vor.

3.2.2 KONSONANTENKONFUSIONSTEST

Die Resultate des Konsonantenkonfusionstests sind in Abbildung 13 dargestellt. Die Ratewahrscheinlichkeit lag bei 8,3%.

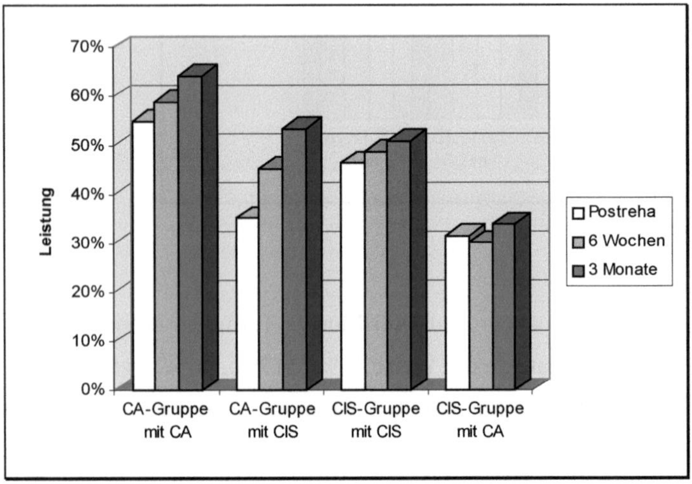

Abb. 13 Konsonantenkonfusionstest

Die CA-Nutzer lieferten an den drei Terminen die Ergebnisse 55% (±18%), 59% (±22%) und 64% (±20%) mit der CA-Strategie. Mit der CIS-Strategie erreichten sie 35% (±17%), 45% (±16%) und 53% (±14%).

Dieses Kollektiv war nach der Rehabilitation und zum Sechs-Wochen-Termin mit der CA-Strategie signifikant besser als mit der CIS-Strategie. Nach drei Monaten war kein signifikanter Unterschied nachzuweisen.

Die CIS-Gruppe erreichte mit der CIS-Strategie 46% (±15%), 49% (±19%) und 51% (±21%), mit der CA-Strategie 32% (±11%), 30% (±12%) und 34% (±10%). Zu allen drei Testzeitpunkten waren die CIS-Nutzer mit ihrer bevorzugten Strategie signifikant besser als mit der CA-Strategie.

Die CA-Gruppe erzielte an allen drei Testzeitpunkten eine höhere Leistung mit der nicht bevorzugten Strategie als die CIS-Gruppe. Signifikant war dieser Unterschied zum Sechs-Wochen- und Drei-Monats-Termin.

3.2.3 Zahlen-/Satztests

Durch die Verwendung von drei verschiedenen Sprachtests mit unterschiedlichem Schwierigkeitsgrad liegen pro Test und Testzeitpunkt jeweils nur vereinzelte Ergebnisse vor. Nachfolgend soll der Unterschied zwischen den beiden Sprachverarbeitungsstrategien innerhalb der beiden Nutzergruppen betrachtet werden. Für diesen Vergleich war es zulässig, die Ergebnisse der drei verschiedenen Tests zusammenzufassen, zu mitteln und pro Gruppe und Termin darzustellen.

3.2.3.1 ZAHLEN-/SATZTEST REHABILITATION

In Abbildung 14 sind die nach der Rehabilitation innerhalb der CA-Gruppe in den drei Geräuschbedingungen ermittelten Testwerte dargestellt. Drei Patienten wurden dem Zahlentest zugeordnet, sieben Patienten dem Innsbrucker Satztest.

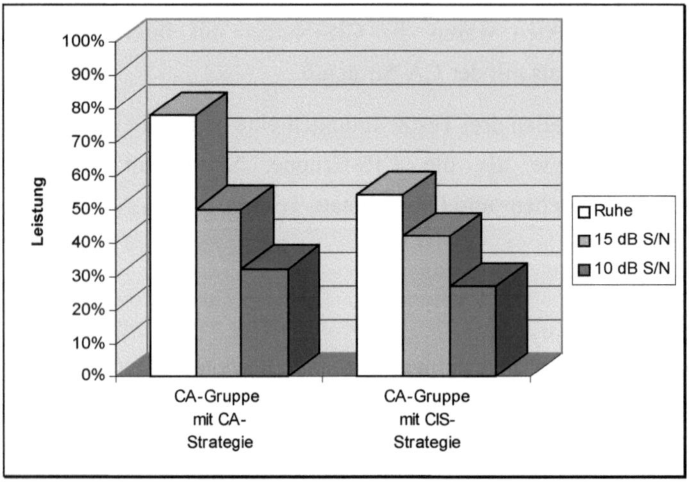

Abb. 14 Zahlen-/Satztest der CA-Gruppe nach Rehabilitation

Die CA-Nutzer erreichten mit der von ihr bevorzugten Strategie in Ruhe 78% (±16%), in 15 dB S/N Rauschen 50% (±32%) und in 10 dB S/N Rauschen 32% (±25%), mit der CIS-Strategie 54% (±31%), 42% (±25%) und 27% (±22%).

Es zeigt sich, dass die CA-Gruppe in Ruhebedingungen eine signifikant höhere Leistung mit der CA-Strategie erreicht als mit der CIS-Strategie. Im Rauschen mit 15 dB S/N sowie mit 10 dB S/N ist innerhalb dieser Gruppe zwischen den Strategien kein signifikanter Leistungsunterschied nachzuweisen.

In Abbildung 15 sind die entsprechenden Daten der CIS-Gruppe aufgeführt. Sechs Patienten wurden mit dem Zahlentest getestet und vier Patienten mit dem Innsbrucker Satztest.

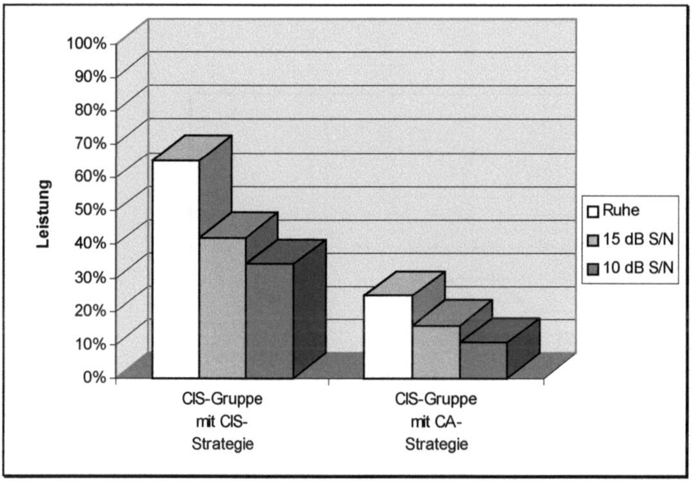

Abb. 15 Zahlen-/Satztest der CIS-Gruppe nach Rehabilitation

In den drei Geräuschbedingungen erreichte diese Gruppe mit der CIS-Strategie 64% (±22%), 42% (±24%) und 34% (±21%), mit der CA-Strategie 25% (±23%), 16% (±18%) und 11% (±16%). In Ruhebedingungen und im Rauschen mit 10 dB S/N war diese Gruppe mit ihrer bevorzugten Strategie signifikant besser als mit der CA-Strategie, für die Tests im Rauschen mit 15 dB S/N lässt sich diesbezüglich keine Signifikanz nachweisen.

3.2.3.2 Zahlen-/Satztest nach 6 Wochen

Acht Patienten der CA-Gruppe wurden zum Sechs-Wochen-Termin mit dem Innsbrucker Satztest getestet, zwei Patienten wurden dem Göttinger Satztest zugeordnet. In Abbildung 16 sind die ermittelten Testwerte wiedergegeben.

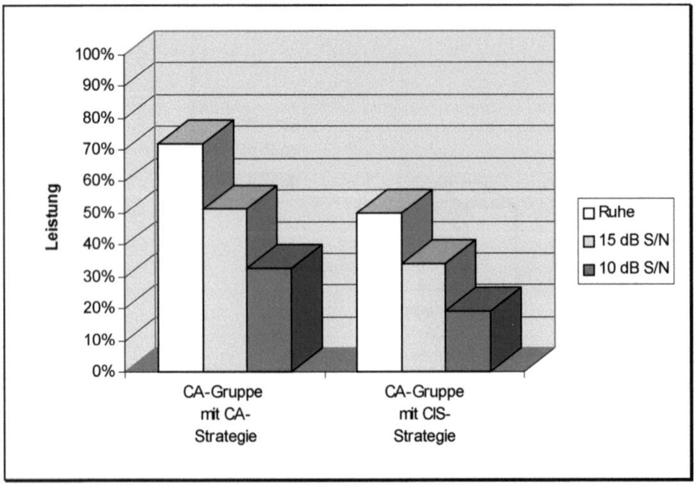

Abb. 16 Zahlen-/Satztest der CA-Gruppe zum Sechs-Wochen-Termin

Mit der favorisierten CA-Strategie erreichte die CA-Gruppe zu diesem Zeitpunkt in Ruhe eine durchschnittliche Leistung von 72% (±23%), in 15 dB S/N Rauschen 52% (±28%) und in 10 dB S/N Rauschen 33% (±20%). Mit der CIS-Strategie erzielte diese Gruppe in den einzelnen Geräuschbedingungen 50% (±24%), 34% (±31%) und 19% (±19%). Signifikante Unterschiede ergeben sich beim Vergleich der beiden Sprachverarbeitungsstrategien in den Geräuschbedingungen Ruhe und 10 dB S/N.

Die nach sechs Wochen innerhalb der CIS-Gruppe in den drei Geräuschbedingungen ermittelten Testwerte sind in Abbildung 17 dargestellt. Sechs Patienten wurden mit Zahlen geprüft, ein Patient mit den Sätzen des Innsbrucker Tests und zwei Patienten mit dem Göttinger Satztest.

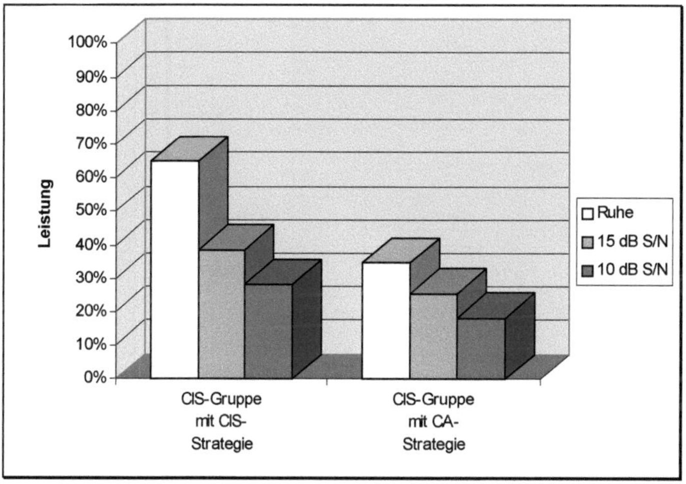

Abb. 17 Zahlen-/Satztest der CIS-Gruppe zum Sechs-Wochen-Termin

Die Patienten dieser Gruppe beantworteten unter Gebrauch der CIS-Strategie durchschnittlich 65% (±29%) des Testmaterials in Ruhebedingungen richtig, in 15 dB S/N Rauschen 39% (±25%) und in 10 dB S/N Rauschen 28% (±23%). Wenn sie die CA-Strategie anwendeten, erreichten sie unter den entsprechenden Bedingungen 35% (±33%), 26% (±28%) und 18% (±20%).

Signifikante Unterschiede ergeben sich hierbei zwischen den beiden Strategien in Ruhebedingungen.

3.2.3.3 Zahlen-/Satztest nach 3 Monaten

Nach drei Monaten zum letzten Test im Rahmen dieser Studie stellen sich die Resultate der CA-Gruppe wie in Abbildung 18 dar. Dabei wurden vier Patienten mit den Innsbrucker Sätzen getestet, sechs mit den Göttinger Sätzen.

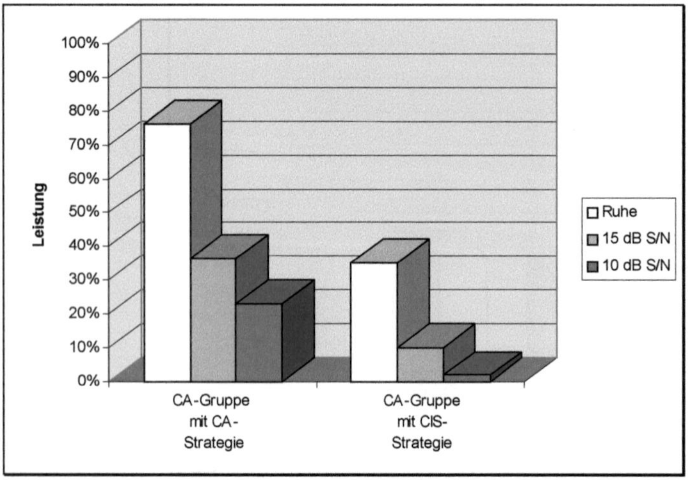

Abb. 18 Zahlen-/Satztest der CA-Gruppe zum Drei-Monats-Termin

Unter Verwendung der CA-Strategie beantwortete die CA-Gruppe die Tests ohne Störgeräusch zu 76% (±17%), unter 15 dB S/N Rauschen zu 37% (±21%) und unter 10 dB S/N Rauschen zu 23% (±21%) richtig. Bei Testung mit der CIS-Strategie erreichte sie jeweils 35% (±13%), 10% (±13%) und 2% (±4%).

In allen drei Geräuschbedingungen ist der Unterschied zwischen der CA-Strategie und der CIS-Strategie signifikant.

In Abbildung 19 sind die entsprechenden Ergebnisse der CIS-Gruppe dargestellt. Vier Patienten wurden dem Zahlentest zugewiesen, ein Patient dem Innsbrucker Satztest und drei Patienten dem Göttinger Satztest.

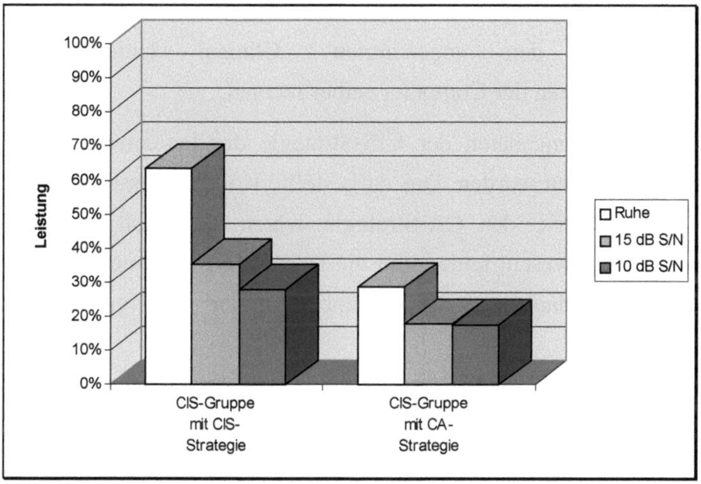

Abb. 19 Zahlen-/Satztest der CIS-Gruppe zum Drei-Monats-Termin

Die erreichte Leistung betrug im CIS-Modus in Ruhe 64% (±24%), in 15 dB S/N Rauschen 35% (±27%) und in 10 dB S/N Rauschen 28% (±25%). Im CA-Modus wurden Werte von 29% (±33%), 18% (±27%) und 18% (±27%) ermittelt.

In den Geräuschbedingungen Ruhe und 15 dB ist der Unterschied zwischen der CA-Strategie und der CIS-Strategie signifikant. Unter 10 dB S/N Rauschen wird die Signifikanzgrenze nur knapp verfehlt (p=0,07).

3.3 ANPASSUNGSDATEN

Im folgenden sollen die Hör- und die Unbehaglichkeitsschwellen der Probanden in Bezug auf die Strategieentscheidung betrachtet werden. Die genauen Zahlen in μAmpere errechnen sich aus den Impedanzen der stimulierten Elektroden, die am Anfang jeder Anpassungssitzung von einem externen Personal Computer gemessen werden und den sogenannten „Clinical Units“, den Stimulationseinheiten, mit denen der Computer selber rechnet.

Aufgeführt sind die Anpassungsdaten der CIS-Strategie der Patienten, die am Drei-Monats-Termin gewonnen wurden. Das dargestellte Kollektiv umfasst daher alle 23 Patienten. Die Werte der CA-Strategie wären sicherlich ebenfalls interessant zu analysieren gewesen, leider sind die Hardware-Komponenten noch nicht in der Lage, die Impedanzen in der „enhanced-bipolar“-Konfiguration zu messen.

3.3.1 Hörschwelle

In Abbildung 20 und sind die mittleren Schwellenwerte beider Gruppen mit Standardabweichungen für die einzelnen Elektroden in μAmpere wiedergegeben. Die CIS-Strategie wird an der Medizinischen Hochschule Hannover im monopolaren Modus immer gegen die medialen Elektroden gereizt.

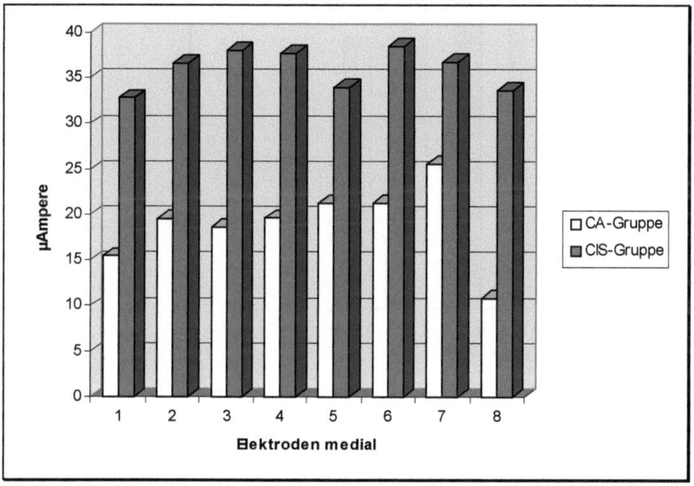

Abb. 20 Hörschwellen

Signifikante Unterschiede zwischen beiden Gruppen ergeben sich bis auf Elektrode sieben für alle Elektroden.

3.3.2 UNBEHAGLICHKEITSSCHWELLE

In Abbildung 21 sind die entsprechenden Unbehaglichkeitsschwellen des Patientenkollektivs dargestellt.

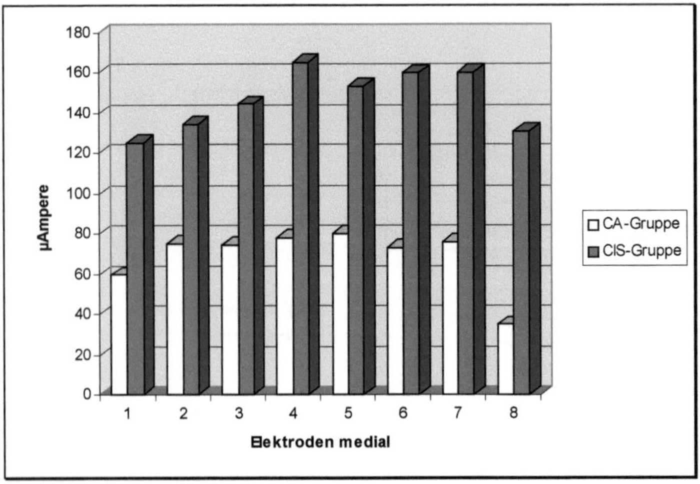

Abb. 21 Unbehaglichkeitsschwellen

An allen Elektroden ist ein signifikanter Unterschied zwischen den beiden Nutzergruppen festzustellen.

4 DISKUSSION

Die CIS-Strategie wurde 1991 von Wilson und Mitarbeitern erstmals präsentiert[30]. Eine siebenköpfige Gruppe von erfahrenen Ineraid-Trägern, die mit der „Compressed Analog“-Strategie hohe Leistungen erzielte, wurde mit der neuen Strategie getestet.

In verschiedenen Tests zeigte sich bei allen Patienten mit der CIS-Strategie eine Leistungssteigerung gegenüber der CA-Strategie. Dieses Ergebnis war um so überraschender, als die Probanden nur wenig Zeit zum Eingewöhnen mit der CIS-Strategie hatten und mit der CA-Strategie zum Teil eine mehrjährige Übung aufweisen konnten. In diesem Zusammenhang wurde bereits demonstriert, dass eine lange Erfahrung die Bevorzugung einer Strategie stark beeinflußt[21].

Zwei Jahre später veröffentlichte Wilson eine um vier Ineraid-Patienten erweiterte Untersuchung[53]. Diese vier Probanden wurden ausgewählt, um auch relativ leistungsschwache CI-Träger mit der CIS-Strategie zu testen. Auch hier zeigte sich die Überlegenheit der sequentiell reizenden Strategie. Obwohl die Gesamtleistung von Patient zu Patient stark schwankte, war für jeden einzelnen Patienten eine Korrelation zwischen den Leistungsdifferenzen der CA-Strategie und der CIS-Strategie zu finden.

1995 verglich eine weitere Arbeitsgruppe die beiden Strategien miteinander. Zwei Ineraid-Patienten wurden mit einem CIS-Prozessor-Prototyp für den Gebrauch im häuslichen Rahmen ausgestattet[54]. Hier wurde ebenfalls eine deutliche Steigerung im Hörverständnis festgestellt und auch die subjektiven Berichte der beiden Patienten zeigten eine Bevorzugung der neuen Strategie.

Der Vergleich beider Strategien an einer multilingualen 15-köpfigen Gruppe mit Patienten aus jedem Leistungsbereich zeigte ein signifikant besseres Verstehen mit der CIS-Strategie im Konsonantentest bei 14 Patienten[55]. Die meisten Patienten berichteten sofort, dass sich die CIS-Strategie in bezug auf das Sprachverstehen „klarer“ anhört. Auch diese Studie wurde an Trägern des monopolar stimulierenden Ineraid-Systems durchgeführt.

In keiner der bislang durchgeführten CA-CIS-Vergleichsstudien wurde die subjektive Bewertung der beiden Strategien durch die Patienten ausführlich dokumentiert. Dies schien auch nicht nötig zu sein, denn alle Patienten erreichten mit der CIS-Strategie im Durchschnitt bessere Resultate als mit der CA-Strategie. Die Schilderungen der Patienten, die kurz wiedergegeben wurden, gaben der CIS-Strategie die klare Bevorzugung[54, 55].

Bei der hier vorgestellten Studie ist die Bevorzugung anders verteilt. Von den 20 Teilnehmern, die mit der CA-Strategie problemlos anzupassen waren, hatten sich am Ende des Studienzeitraumes 10 Patienten für die CA-Strategie als die angenehmer und natürlicher klingende entschieden und 10 für die CIS-Strategie. Bis auf zwei Patienten wechselte niemand innerhalb der drei Beobachtungsmonate diese Einschätzung.

In einer 1985 veröffentlichten Arbeit weist Dowell auf die Notwendigkeit hin, zur Einschätzung der Nützlichkeit eines Cochlear Implants nicht nur die objektiven Testergebnisse heranzuziehen, sondern auch die CI-Tragedauer der Patienten zu betrachten[56].

Im Rahmen der vorliegenden Arbeit lässt sich die Tragedauer der beiden Strategien als Hinweis für die Stärke der Bevorzugung auswerten. Die Tatsache, dass fast alle Patienten die nicht favorisierte Strategie nur für kurze Phasen des Ausprobierens einschalteten und dass sie die bevorzugte Strategie von Anfang an hauptsächlich gebrauchten, lässt auf eine rasche und konsequente Entscheidung schließen.

In der Benotung verschiedener Hörsituationen lässt sich dieses Resultat wiederfinden. Fast alle Patienten beurteilten ihre bevorzugte Strategie in allen Situationen als überlegen.

Somit bestätigt sich nicht die im Vorfeld der Studie entstandene Vermutung, dass beide Strategien von den Patienten situationsabhängig alternierend eingesetzt werden.

Bei der Betrachtung der Durchschnittsnoten fällt hingegen ein immer wieder zu findendes Muster auf: die CA-Gruppe beurteilt die CIS-Strategie besser als die CIS-Gruppe die CA-Strategie, auch wenn dieser Unterschied in der Regel nicht signifikant ist.

Bei der Beurteilung der Lautstärke kam es zu recht unterschiedlichen Angaben, auch innerhalb beider Gruppen. Dies könnte ein Hinweis darauf sein, dass keine deutlichen Lautstärkeunterschiede zwischen beiden Strategien vorlagen und die Anpassung in der erwünschten Gründlichkeit erfolgte.

Missempfindungen wurden von den wenigsten Patienten beobachtet und eine deutliche Beziehung zu einer der Strategien ist nicht festzustellen. Auch dieses Ergebnis unterstreicht die Annahme einer sauberen Sprachprozessoreinstellung, die bei keiner der Strategien mit zu hohen Stromstärken reizt.

Auffällig ist, dass beide Gruppen bei der nicht bevorzugten Strategie Störgeräusche häufiger beobachten als bei der bevorzugten. Ebenso schätzen beide Kollektive die nicht bevorzugte Strategie als lärmender ein. Nicht ohne weiteres zu klären ist die Frage, ob diese Beobachtungen Grund oder Folge der Festlegung auf eine Strategie sind.

Hinweise zur Lösung erhält man aus den Fragebogenkommentaren und den Tagebuchnotizen. Viele CIS-Nutzer schildern unter Verwendung der CA-Strategie auftretende Geräusche, die einem „Blubbern“ ähneln sollen. Sogar ein CA-Nutzer hat dies festgestellt. Die entsprechenden Patienten empfanden das Geräusch als sehr intensiv und gaben an, dass es zum Teil die Sprachwahrnehmung überdeckt. Diese Beobachtungen könnten in Richtung Kanalinteraktionen weisen und erklären, warum sich eine Gruppe bildete, die sich für die CIS-Strategie entschieden hat.

Als letztes bleibt noch festzustellen, dass mehr als die Hälfte der Patienten der CA-Strategie einen tieferen Klangcharakter zuordnete als der CIS-Strategie. Nur zwei Patienten empfanden dies umgekehrt.

Neben den Ergebnissen der an das Leistungsniveau der Patienten angepassten Sprachtests liegen mit den Resultaten des Konsonanten- und des Vokaltests auch Daten vor, die von allen Patienten zu jedem Testzeitpunkt erhoben wurden.

Für diese beiden Tests wurde nachgewiesen, dass sie gut mit der vom routinierten Personal eingeschätzten Leistung der Patienten korrelieren[57]. Sie besitzen also auch eine allgemeine Aussagekraft über die Sprachverständnisleistung der Patienten.

Lawson testete in einer CA-CIS-Vergleichsstudien an Ineraid-Patienten einige Konsonanten[33]. Unter Gebrauch der CIS-Strategie erreichten die Patienten im Durchschnitt eine höhere Leistung. Die Arbeitsgruppe entschlüsselte die Ergebnisse des Konsonantentests nach gewissen Klangmerkmalen. Alle Patienten erreichten dabei mit der CIS-Strategie eine höhere Leistung als mit der analogen Strategie.

1995 prüfte bereits ein Team um Doyle das Konsonantenerkennen bei Clarion-Patienten, die mit der herkömmlichen bipolaren CA-Version ausgestattet waren[58]. Hier zeigte sich bereits eine Veränderung. Insgesamt erkannten die Clarion-CA-Patienten die Konsonanten nicht schlechter als Clarion-CIS-Patienten oder Nucleus-Patienten. Außerdem zeigte die CA-Gruppe die höchsten Resultate im Erkennen des Klangbestandteils „Platz der Artikulation“.

Die hier vorgelegte Studie bestätigt die Ergebnisse von Doyle. Die durchschnittliche Leistung, die beide Gruppen mit ihrer bevorzugten Strategie im Konsonantentest erreichten, war statistisch nicht voneinander zu unterscheiden.

Die in den Situationsnoten gefundene Ergebnisstruktur, nach der die CA-Gruppe die CIS-Strategie höher bewertet als die CIS-Gruppe die CA-Strategie lässt sich auch hier beobachten. Der Unterschied ist in diesem Fall an zwei Testzeitpunkten signifikant.

In der 1996 von Boëx und Mitarbeitern veröffentlichten CA-CIS-Vergleichsstudie an Ineraid-Patienten zeigte sich im Vokaltest kein statistisch signifikanter Unterschied zwischen beiden Strategien, weder im Gesamtergebnis noch in der Aufschlüsselung der Formanten F1 und F2[55]. Dieses ist der einzige in der Literatur geschilderte Test aus dem die CIS-Strategie nicht besser hervorgeht als die monopolare CA-Version.

In der nun erhobenen Studie mit der CA-Strategie in der „enhanced-bipolar“-Konfiguration lässt sich erkennen, dass die CA-Nutzer mit der CA-Strategie signifikant höhere Resultate erzielen, als die CIS-Gruppe mit ihrer favorisierten Strategie. Außerdem bringt innerhalb der CIS-Gruppe die CIS-Strategie im Vokalerkennen keine signifikanten Vorteile gegenüber der analogen Strategie.

Die ermittelten Resultate deuten auf ein verbessertes Vokalverstehen unter Gebrauch von CA bei einer Gruppe von Cochlear Implant-Patienten, denen diese Strategie auch subjektiv leistungsfähiger als die CIS-Strategie erscheint. Patienten, die CIS bevorzugen, können allerdings keinen Nutzen aus CA in Bezug auf das Vokalverständnis ziehen.

In der vorliegenden Studie wurden die teilnehmenden Patienten zusätzlich mit einem Zahlen- bzw. Satztest entsprechend ihrem Leistungsstand unter verschiedenen Störgeräuschbedingungen getestet.

Lehnhardt vertritt die gut nachvollziehbare Meinung, dass das Verstehen von Testmaterial in Form von Sätzen dem Sprachverstehen im Alltag am ehesten entspricht[59]. Zudem sei es zur Simulation einer alltäglichen Hörsituation notwendig, Sätze auch im Störgeräusch zu verwenden.

Er merkt allerdings an, dass Tests in Form von Sätzen den Nachteil mit sich bringen, nicht nur die Leistung des peripheren Gehörs zu prüfen, sondern zusätzlich die zentralen assoziativen Fähigkeiten des Probanden.

Wie sehr sich diese in den Ergebnissen widerspiegeln, ist schwer aufzuzeigen. So gibt es in der Literatur Autoren, die zwar einen Einfluss der linguistischer Kompetenz feststellen konnten, diesen aber insgesamt als gering bezeichneten[60].

Da nicht alle Cochlear Implant-Patienten im Laufe der Zeit ein offenes Satzverständnis erreichen, wurden die leistungsschwächeren Patienten mit einem relativ einfachen Zahlentest geprüft. Lehnhardt beschreibt diesbezüglich eine Vergleichbarkeit beider Testarten[59].

Das individuelle Zuordnen von verschiedenen Tests, die dem Leistungsstand der Patienten entsprechen, ermöglicht es, Ergebnisse zu gewinnen, die von „Floor“- oder „Ceiling“-Effekten weitgehend unbeeinflusst bleiben. In manchen der CA-CIS-Vergleichsstudien waren Resultate von einigen Patienten aufgrund der genannten Effekte nur bedingt aussagekräftig[61, 53].

In den CA-CIS-Vergleichsstudien von Wilson[30, 45, 53, 62] und Lawson[33] wurden Satztests aus dem angloamerikanischen Sprachraum verwendet.

Des weiteren sind diese Tests etwas anders strukturiert als die in der hier vorliegenden Studie: So werden in den als CID (Central Institute of the Deaf) oder SPIN (Speech Perception in Noise [in den aufgezählten Studien ohne Lärm präsentiert]) bezeichneten Satztests das Verstehen von einzelnen Schlüsselwörtern bewertet. Wie bereits beschrieben, errechneten sich die in der vorliegenden Studie präsentierten Prozentwerte aus der richtig verstandenen Anzahl an Wörtern und der Gesamtzahl der vorgespielten Wörter.

Die Absolutwerte der Zahlen/-Satztests dürfen hier nicht betrachtet werden, da verschiedene Tests zusammengefasst wurden. Dargestellt werden soll der relative Leistungsunterschied zwischen beiden Strategien innerhalb beider Nutzergruppen. In den früheren Studien ist eine deutliche durchgängige Leistungssteigerung in den Satztests beim Wechsel auf die pulsatile CIS-Strategie zu beobachten.

Die Ergebnisse aus dem Patientenkollektiv der Medizinischen Hochschule Hannover stellen sich hingegen dichotom verteilt dar: ein Teil der Patienten erreicht bessere Resultate mit der CA-Strategie im „enhanced-bipolar“-Modus, andere Patienten erzielen bessere Ergebnisse mit der CIS-Strategie.

Signifikante Unterschiede in den Ergebnissen ergaben sich zwischen den Strategien innerhalb der beiden Nutzergruppen regelmäßig an allen drei Testzeitpunkten unter Ruhebedingungen. Im Störgeräusch sind Signifikanzen an den beiden ersten Testzeitpunkten innerhalb beider Kollektive gelegentlich nachzuweisen.

Ein Grund für die verwischte Deutlichkeit könnte die größere Leistungsstreuung im Rauschen sein. Die Ergebnisse der Tests unter Rauschen geben keinen Hinweis darauf, dass eine der Strategien im Störgeräusch deutliche Vorteile bietet.

Zum Abschlusstermin nach drei Monaten waren dann die Unterschiede zwischen den beiden Strategien innerhalb der Gruppen und über alle Geräuschbedingungen statistisch signifikant.

Diese Resultate stehen in deutlichem Zusammenhang mit der subjektiven Einschätzung der Sprachverarbeitungsstrategien durch die Teilnehmer: Die aus der Frage „Welche Strategie hört sich angenehmer und natürlicher an?“ und den Benutzungsdauern gebildeten Gruppen erzielten Ergebnisse, die die Richtigkeit der Gruppenzuordnung bestätigen.

Das gefundene Verteilungsmuster ist sicherlich, trotz der Einschränkungen in der Vergleichbarkeit der Tests, ein Unterschied zu den bisher präsentierten Studien.

Ein weiterer Unterschied zwischen den Studiendesigns der genannten Untersuchungen und der an der Medizinischen Hochschule Hannover liegt in der Eingewöhnungszeit, die den Teilnehmern für die beiden Strategien zur Verfügung stand. In den Arbeiten von Wilson und Lawson hatten die Patienten z.T. eine mehrjährige Erfahrung mit der analogen Sprachverarbeitung und nur eine kurze Zeit der Gewöhnung an die pulsatile Strategie.

Trotz dieses Nachteils für die CIS-Strategie erreichten die Patienten mit ihr die besseren Resultate.

In der vorliegenden Studie wurden die Patienten mit beiden Strategien gleichmäßig rehabilitiert. D.h., dass dieses Mal CIS nur wenig benachteiligt war. Trotzdem bildete sich eine Patientengruppe aus, deren Ergebnisse im Konsonanten-, im Vokal- und im Zahlen-/Satztest unter Ruhebedingungen schon im Anschluss an die Rehabilitation mit der CA-Strategie signifikant besser waren.

Zu erörtern bleibt die Frage, warum der Vergleich von der monopolaren „Compressed Analog“-Strategie und der ebenfalls monopolaren „Continuous Interleaved Sampling“-Strategie zu anderen Resultaten führt als der Vergleich von bipolarem CA und monopolarem CIS.

Wilson stellte schon bei der ersten Veröffentlichung einer CA-CIS-Vergleichsstudie Vermutungen darüber an, wieso CIS bessere Ergebnisse liefert als CA[30]:

1. Reduktion von Kanalinteraktionen durch den Gebrauch von nichtsimultanen Stimuli
2. Gebrauch von fünf bzw. sechs Kanälen bei CIS anstelle von vier bei CA
3. verschiedene technische Verbesserungen des CIS-Prozessors gegenüber dem CA-Prozessor

Um die höhere Leistung der CA-Strategie des Clarion-Systems zu erklären, kann man diese Punkte betrachten und vergleichen, bei welchen sie sich verbessert hat.

Die CA-Strategie wird beim Clarion-System ebenso wie beim Ineraid-Cochlear Implant mit einem Kanal weniger betrieben als die CIS-Strategie. Der Clarion-Prozessor verwendet insgesamt sieben Kanäle bei CA und acht bei CIS, ältere CA-Prozessor verwendeten wie bereits beschrieben vier Kanäle.

Theoretisch könnten also beide Strategien eine absolute Verbesserung für die Patienten bedeuten, am Leistungsverhältnis zwischen beiden Strategien dürfte sich aber nichts verändern. Dieser Punkt kann also nicht für die festgestellte relative Verbesserung der CA-Strategie herangezogen werden.

Wilson testete die CIS-Strategie mit einem Prozessor, der gegenüber dem CA-Prozessor einige technische Verbesserungen aufzuweisen hatte. Ein unterschiedlicher technischer Standard zwischen den beiden Strategien liegt beim Clarion-Sprachprozessor nicht vor, da beide in das gleiche Gerät implementiert sind. Dies kann natürlich eine gewisse Verbesserung von CA ausgemacht haben.

Interessant ist aber vor allem Wilsons Vermutung, dass CA durch Kanalinteraktionen Leistungseinbußen hinnehmen musste. Wie schon im Kapitel Einleitung erwähnt wurde, war man mit der Installation von „Compressed Analog“ in einem bipolaren Modus bestrebt, diese möglichen Kanalinteraktionen zu reduzieren.

Schon 1983 beschrieb Shannon das Phänomen der Kanalinteraktionen[63]. Er unterscheidet dabei zwei Typen von gegenseitiger Beeinflussung. Zum einen die Summation der elektrischen Felder, zum anderen die neuronale Interaktion, die der Stimulation folgt. In Bezug auf die elektrische Wechselwirkung stellte er bei der monopolaren Elektrodenpolung breitere Interaktionsmuster fest. Die Untersuchung wurde an zwei Patienten vorgenommen und es konnte nicht festgestellt werden, ob die beobachteten Variationen zwischen beiden durch physiologische Differenzen verursacht wurden oder durch die Höhe der absoluten Reizstromstärke.

Favre und Pelizzone untersuchten die Kanalinteraktionen des Ineraid-Systems und stellten starke Feldsummationen unter simultaner unterschwelliger Stimulation fest[64].

Sie konnten durch eine Vergrößerung des Abstandes zwischen den gereizten Elektroden und durch eine nichtsimultane Erregung reduziert werden. Mit diesem letzten Punkt bestätigen die Autoren Wilsons Erklärung für die Erfolge von CIS.

Eine Gruppe um White schildert mehrere Möglichkeiten, die Interaktionen zu senken[31]:

1. Vergrößerung der Distanz zwischen den Stimulationselektroden
2. Verwendung bipolarer Elektroden an Stelle von monopolaren
3. Reduktion der Distanz von Elektrode und neuronalem Gewebe
4. Nichtsimultane Stimulation der Elektroden
5. Verlängerung des stimulationsfreien Zeitraums zwischen zwei Reizen
6. Verwendung von niedrigeren Lautstärkepegeln bei manchen Patienten, um nicht Nervenfasern mit zu erregen, die sonst für eine andere Frequenz kodieren

Die nichtsimultane Reizung und das Einhalten eines bestimmten erregungsfreien Zeitraums zwischen den Stimulationen werden in der CIS-Strategie umgesetzt.

Die Verbesserungen der CA-Strategie im Clarion-Sprachprozessor ließen sich nach White durch die Reduktion von Kanalinteraktionen unter Verwendung der bipolaren Stimulation erklären. Begünstigend wirkt diesbezüglich vielleicht auch die Implantation des spiralig vorgeformten Elektrodenträgers, von dem vermutet wird, dass er sich besonders nah am neuronalen Gewebe platziert.

Dies scheint zwei positive Effekte auf die Stromübertragung zu haben: Im Vergleich zu nicht vorgeformten Elektrodenträgern werden gleiche Lautstärken mit einer geringeren Stromstärke erreicht und das elektrische Feld bleibt kleiner, wodurch die Cochlea selektiver stimuliert werden kann[65].

Verschiedene Studien haben gezeigt, dass auch der Zustand des Hörnerven Einfluss auf das Maß der Interaktionen haben kann[66, 67, 68]. Die Ergebnisse dieser Arbeiten und seine eigene Erfahrungen führt Schindler als Begründung für die großen interindividuellen Leistungsschwankungen bei dem mit der monopolaren CA-Strategie arbeitenden UCSF/Storz-Implant an[29].

Nach seiner und auch anderer Autoren Meinung[69] sollten gerade Patienten mit einem schlechten Hörnerven von Sprachverarbeitungsstrategien profitieren, die eine stärkere Unabhängigkeit zwischen den einzelnen Kanälen bieten.

Bei Betrachtung der Hör- und Unbehaglichkeitsschwellen, die im Rahmen dieser Studie erhoben wurden, fällt auf, dass die CIS-Gruppe im Durchschnitt über alle Elektroden höhere Werte angibt als die CA-Gruppe. Diese Tatsache könnte zumindest bei einem Teil der Patienten erklären, warum sie die CIS-Strategie benutzen. Ihnen steht die „Compressed Analog"-Strategie nur in eingeschränkter Qualität zur Verfügung, da hier die höheren Reizstromstärken zu Kanalinteraktionen führen.

Die bei manchen Patienten unter Verwendung von CA auftretenden Störlaute, wie z.B. die „Blubber"-Geräusche, könnten ein Resultat von Interaktionen sein. Für diese Gruppe an Patienten ist die CIS-Strategie optimal, da die sequentielle Reizung bei ihnen diese Beeinflussungen deutlich reduzieren.

Bei Betrachtung der Werte jedes einzelnen Patienten fällt allerdings auf, dass nicht alle CIS-Nutzer deutlich erhöhte Schwellenwerte besitzen. Neben einer kleinen Gruppe von Clarion-Trägern, die die CA-Strategie nicht nutzen kann, weil ihre Schwellenwerte außerhalb des Stimulationsbereichs liegen und einer, deren Leistungsfähigkeit von CA auch im „enhanced-bipolar"-Modus noch durch Kanalinteraktionen eingeschränkt wird, scheint eine weitere Gruppe zu existieren, deren Bevorzugung von CIS nicht durch Kanalinteraktionen unter CA-Gebrauch erklärt werden kann.

Ein weiterer Grund für die Verbesserung der bipolaren CA-Variante könnte nicht nur die durch die bipolare Stimulation reduzierten Kanalinteraktionen sein, sondern die vorstellbare selektivere Nervenfasererregung. Verschiedenen Arbeitsgruppen beschäftigten sich mit dieser Frage. So wurde in einer Studie das eng umschriebene Feld unter bipolarer Reizung als Grund für das optimale Tonhöhenerkennen angesehen[32].

1992 testete eine Arbeitsgruppe an der Medizinischen Hochschule Hannover mehrere Nucleus-Patienten mit der MPEAK-Strategie in bipolarer und in monopolarer Konfiguration[70]. Bei den durchgeführten Tests zeigte sich hingegen kein signifikanter Unterschied zwischen beiden Stimulationsmodi.

In einer Untersuchung von 1994 wurde der bipolare mit dem monopolaren Modus unter Verwendung des Nucleus-Cochlear Implants an neun Patienten verglichen[71]. Das Sprachverständnis war bei monopolarer Reizung schlechter.

Es liegt also bis heute keine einheitliche Meinung darüber vor, welche der beiden Polungsmöglichkeiten wirklich Vorteile bei gleicher Strategiebenutzung bringt. An der Medizinischen Hochschule Hannover hat sich erfahrungsgemäß gezeigt, dass unter Verwendung von CIS in bipolarer Konfiguration die Hör- und Unbehaglichkeitsschwellen nur schwer zu erreichen sind. Angepasst wird dort deshalb CIS immer in monopolarer Konfiguration, ohne dass dabei eine Einschränkung im Sprachverstehen festgestellt werden konnte.

Es wurden mehrere Möglichkeiten erörtert, warum sich das Patientenkollektiv in zwei Nutzergruppen spaltet. Im folgenden soll betrachtet werden, ob diese Annahmen ausreichen, die in der Studie gefundenen Ergebnisse vollständig zu erklären.

Die Verbesserungen in der Technologie des Sprachprozessors und die Verwendung einer erhöhten Anzahl an Stimulationselektroden haben sicherlich zu einer Steigerung des Sprachverständnisses geführt. Als Begründung für die starke subjektive Bevorzugung einer Strategie reichen diese Punkte allerdings nicht aus.

Es ist zwar vorstellbar aber nicht eindeutig zu belegen, dass die bipolare Reizung Nervenfasern selektiver erregt und dass dies einen Einfluss auf das Sprachverständnis in der Praxis hat. Diesbezüglich wäre es interessant, eine Studie zu gestalten, die die CIS-Strategie in monopolarer und bipolarer Konfiguration miteinander vergleicht.

Wenn sich dabei signifikante Unterschiede feststellen lassen sollten, wäre eine Vergleichsstudie zwischen bipolarem CA und bipolarem CIS ein weiterer Schritt. Erklären ließe sich mit einer verbesserten selektiven Reizung unter bipolarer Stimulation aber nur eine absolute Verbesserung der CA-Strategie, es würde nicht die beobachtete Gruppenbildung erklären.

Die über alle Elektroden erhöhten Hör- und Unbehaglichkeitsschwellen eignen sich schon eher als Erklärungsansatz. Die bei einem Großteil der CIS-Nutzer in den Testsitzungen deutlich zu spürende und auch in den Fragebogenergebnissen zu erkennende, starke Ablehnung der CA-Strategie lässt vermuten, dass die Grenze zwischen „gut anpassbar“ und „nicht anzupassen“ verschwimmt.

Die erhöhten Stimulationsstromstärken bedingen sicherlich bei einigen nach „Clinical Units“ gut anpassbaren CIS-Nutzern Kanalinteraktionen, die sich in der heftigen Ablehnung der CA-Strategie und in den berichteten Störgeräuschen ausdrücken.

Die Differenzen in den Hör- und Unbehaglichkeitsschwellen stellen somit sicherlich einen Grund für die Gruppenbildung dar. Wie bereits erwähnt, weisen aber nicht alle CIS-Nutzer erhöhte Werte auf, somit bleibt eine kleine mit dieser Begründung nicht zu erfassende Patientenzahl übrig.

Denkbar sind bei diesen Patienten Interaktionen, die sich nicht an den Schwellen erkennen lassen. Bestimmte Widerstandseigenschaften der Cochlea könnten eine verstärkte Ausbreitung des elektrischen Feldes bei gleichen Stromstärken bedingen.

Eine weitere Erklärungsmöglichkeit ist im Hinblick auf Unterschiede in der zentralen Verarbeitung des Signals vorstellbar. CA liefert aufgrund der simultanen Reizung mehr Informationen pro Zeiteinheit als CIS. Unter Umständen ist für einen Teil der mit CA optimal anpassbaren Patienten dieses Plus an Daten für die Hörbahnen und die zentralen Signalverarbeitungsstellen zu viel.

Wenn die CA-Gruppe über besser erhaltene zentrale Schallverarbeitungsstrukturen verfügen sollte, ist es wahrscheinlich, dass sie auch eine bessere durchschnittliche Hörverständnisleistung erbringt als die CIS-Gruppe. In dem an allen Patienten durchgeführten Vokaltest deutet sich eine solche Tendenz schon an. Auch fällt auf, dass die Patienten der CA-Gruppe häufiger mit den Tests höherer Schwierigkeitsstufe geprüft wurden.

Ein großes Patientenkollektiv für Cochlear Implants stellen Kinder dar. Inwiefern sich die neue CA-Strategie im pädiatrischen Kollektiv einsetzen lässt, ist noch ungewiss. Schwierig gestaltet sich vor allem die Beantwortung der Frage, welchem Kind man die CA- und welchem die CIS-Strategie anbietet. Ein Anpassen beider Strategien und nachfolgend die Entscheidung beim Kind zu lassen, ist problematisch, da viele dieser Patienten noch sehr jung sind. Mit zunehmender Erfahrung ergab sich eine Ausweitung des Indikationsspektrum für die Cochlear-Implantation, so dass zunehmend auch Kinder zwischen zwei und sechs Jahren mit einem Cochlear Implant versorgt werden [72].

Die anpassenden Ingenieure können sich nur bedingt an den Hör- und Unbehaglichkeitsschwellen orientieren, da diese auf rein subjektiven Angaben beruhen und bei den jungen CI-Trägern entsprechend ungenau sind.

Es wäre also wünschenswert, einen objektiven Parameter zu finden, nach dem sich eine klare Zuordnung des Patienten zu einer der beiden Strategien verwirklichen lässt. Denkbar wäre hier eine Betrachtung der Stapediusreflexe. 1990 wurde von Battmer und Mitarbeitern ein Zusammenhang zwischen der von den Patienten angegebenen Unbehaglichkeitsschwelle und den kontralateral abgeleiteten Stapediusreflexen aufgezeigt[73].

Weitere Fragen ergeben sich aus der kleinen Untergruppe des CIS-Kollektivs, die trotz optimaler Schwellenwerte die CA-Strategie nicht schätzen. Untersuchungen der zentralen Hörbahnen werden sich diesbezüglich als sehr interessant erweisen und rücken mit den Fortschritten des „Functional Imaging“ der Hörrinde in der Kernspintomographie[74, 75] in Kombination mit dem Einsatz der magnetlosen Implantate[76] in greifbare Nähe.

In Bezug auf die Entwicklung weiterer Sprachverarbeitungsstrategien sind die sogenannten Hybridstrategien ins Gespräch gekommen. Mit diesem Namen wird eine Strategie bezeichnet, die sich aus zumindest zwei unterschiedlichen Strategien zusammensetzt. So ist es z.B. vorstellbar, dass, ein entsprechend leistungsfähiger Sprachprozessor vorausgesetzt, Elektroden mit niedrigen Schwellen mit CA gereizt werden und Elektroden mit hohen Schwellen mit CIS.

Eine weitere Verbesserungsmöglichkeit ist im Rahmen der Elektrodenkonstruktion denkbar. Eine Optimierung der Kopplung zwischen Nervengewebe und Elektrode, wie z.B. durch eine weitere Reduktion der zu überbrückenden Wegstrecke, dürfte die Hör- und Unbehaglichkeitsschwellen und somit auch die Kanalinteraktionen weiter senken. Sollte dieser Schritt gelingen, ließen sich sicherlich auch noch mehr als acht Kanäle sinnvoll einsetzen.

Das Cochlear Implant ist noch lange nicht an die Grenzen seiner Möglichkeiten gestoßen und man darf auch in Zukunft noch weitere Verbesserungen erwarten.

5 ZUSAMMENFASSUNG

Cochlear Implants stimulieren über mehrere intracochleäre Elektroden den Hörnerven des tauben Menschen. Es gibt verschiedene Sprachverarbeitungsstrategien, d.h. Möglichkeiten die Schallinformationen in elektrische Signale umzuwandeln, um damit die Elektroden anzusteuern. Eine ältere nennt sich „Compressed Analog“ (CA) und reizt alle Elektroden simultan. Eine neuere, die „Continuous Interleaved Sampling“-Strategie (CIS) stimuliert sequentiell.

Beide Strategien lassen sich unterschiedlich polen. Bewährt hat sich die monopolare Konfiguration für die CIS-Strategie. Die CA-Strategie wurde bislang ebenfalls in der monopolaren Polung verwendet. Im Clarion-Sprachprozessor der Firma Advanced Bionics steht seit kurzem die CA-Strategie in einem besonderen Polungsmodus, der „enhanced-bipolar“-Konfiguration zur Verfügung. Die Patienten können mit Hilfe eines Schalters zwischen den Strategien wählen. Der bislang noch ausstehende Vergleich von monopolarem CIS und bipolarem CA konnte somit an einem 20-köpfigen Patientenkollektiv erhoben werden.

An drei Zeitpunkten innerhalb von drei Monaten nach der Rehabilitation wurden subjektive Angaben der Patienten in Fragebögen und Patiententagebüchern dokumentiert und objektive Daten durch verschiedene Sprachtests gewonnen. Die Angaben der Fragebögen und Tagebücher zeigen ein dichotomes Verteilungsmuster: Das Kollektiv spaltet sich in zwei gleich große Gruppen. Eine bevorzugt im allgemeinen die CIS-Strategie, die andere die CA-Strategie.

Diese subjektiven Daten werden durch die Ergebnisse der Sprachtests bestätigt. An den drei genannten Testterminen wurden die Patienten mit ihrem Leistungsniveau entsprechenden Satz- bzw. Zahlentests in unterschiedlichen Geräuschbedingungen geprüft. Die ermittelten Werte wurden pro Zeitpunkt und Gruppenzugehörigkeit zusammengefasst und gemittelt. Über alle drei Termine hinweg zeigte sich unter Ruhebedingungen in beiden Gruppen eine signifikant höhere Leistung mit der jeweils bevorzugten Strategie.

In jeder Testsitzung hatten alle Patienten zusätzlich einen Konsonanten- und Vokaltest zu absolvieren. Bis auf den Drei-Monats-Termin der CA-Gruppe war jede Gruppe zu jeder Sitzung im Konsonantenerkennen mit ihrer favorisierten Strategie signifikant besser. In den Fragebögen wurde eine Ergebnisstruktur gefunden, nach der die CA-Gruppe die CIS-Strategie nicht so schlecht bewertet wie die CIS-Gruppe die CA-Strategie.

Dieses Verteilungsmuster lässt sich durch die Ergebnisse des Konsonantentests mit zwei signifikanten Unterschieden an den beiden letzten Testterminen bestätigen. Im Vokaltest erreichte die CA-Gruppe in allen drei Testsitzungen signifikant höhere Leistungen mit ihrer bevorzugten Strategie als mit der CIS-Strategie und signifikant bessere Resultate als die CIS-Gruppe mit der CIS-Strategie. Die CIS-Gruppe war im Vokaltest mit ihrer bevorzugten Strategie nicht signifikant besser als mit der analogen Sprachverarbeitung. Dies könnte ein Hinweis darauf sein, dass die CA-Strategie im Vokalerkennen gewisse Vorteile gegenüber CIS bietet.

Die subjektiven Hörschwellen der CIS-Strategie zum Drei-Monats-Termin sind bei der CIS-Gruppe bis auf Elektrode sieben signifikant höher als bei der CA-Gruppe. Die ebenfalls subjektiven Unbehaglichkeitsschwellen sind über alle acht Elektroden bei der CIS-Gruppe im Vergleich zur CA-Gruppe signifikant erhöht.

Diese Ergebnisse lassen vermuten, dass ein Teil der CIS-Nutzer die CA-Strategie nicht nutzen kann, da das durch die erhöhten Stimulationsstromstärken vergrößerte elektrische Feld unter der simultanen Reizung zu störenden Feldüberlagerungen führt. Dies würde auch erklären, warum die CA-Gruppe ihre nicht bevorzugte Strategie durchgängig besser beurteilt als die CIS-Gruppe die analoge Strategie und auch dieselben signifikanten Unterschiede beim Konsonantentest begreiflich machen.

In Zukunft sollte aus diesem Grund die weitere Verbesserung des Elektrodenträgers angestrebt werden, um mit einer optimierten Kopplung zwischen Elektroden und Hörnerv die Stimulationsstromstärken zu senken. Des weiteren sollte nach einem objektiven Parameter gesucht werden, der eine Vorhersage der Strategienpräferenz ermöglicht, um die CA-Strategie auch jüngsten Cochlear Implant-Patienten zugänglich machen zu können.

6 LITERATURVERZEICHNIS

1 Boenninghaus HG: Hals-Nasen-Ohrenheilkunde für Studierende der Medizin. 10. Aufl.unter Mitwirkung von Lenarz T, Springer, Berlin 1996

2 v. Békésy G: Experiments in hearing. McGraw-Hill, New York 1960

3 de Boer E: On active and passive cochlear models - toward a generalized analysis. J-Acoust-Soc-Am. 1983, 73: 574-576

4 Khanna SM, Leonard DGB: Basilar membrane tuning in the cat cochlea. Science. 1982, 215: 305-306

5 Neely ST, Kim DO: A model for active elements in cochlear biomechanics. J-Acoust-Soc-Am. 1986, 79: 1472-80

6 Klinke R: Die Verarbeitung von Schallreizen im Innenohr - Eine Übersicht über neuere Forschungsergebnisse. HNO. 1987, 35: 139-148

7 Sachs MB, Young ED: Effects of nonlinearities on speech encoding in the auditory nerve. J-Acoust-Soc-Am. 1980, 68: 858-875

8 Clark GM, Carter TD, Maffi CL, Shepherd RK: Temporal coding of frequency: Neuron firing probalities for acoustic and electric stimulation of the auditory nerve. Ann-Otol-Rhinol-Laryngol. 1995, 166 Suppl.:109-111

9 Tyler RS, Lowder MW: Audiological management and performance of adult cochlear-implant patients. Ear-Nose-Throat-J. 1992, 71: 117-128

10 Tyler RS, Moore BCJ: Consonant recognition by some better cochlear-implant patients. J-Acoust-Soc-Am. 1992, 92: 3068-3077

11 Tyler RS: Open-set word recognition with the 3M/Vienna single-channel cochlear implant. Arch-Otol-Head-Neck-Surg. 1988, 114: 1123-1126

12 Møller AR: Auditory Physiology. Academic Press, New York, London, Paris, San Diego, San Franzisko, Sao Paulo, Sydney, Tokyo, Toronto 1983

13 Schmidt RF, Thews G, Hrsg.: Physiologie des Menschen. 24. Aufl., Springer, Berlin, Heidelberg, New York, London, Paris, Tokyo 1990

14 Zwislocki JJ: Cochlear precursors of neural pitch and loudness codes. Ann-Otol-Rhinol-Laryngol. 1995, 166 Suppl.: 12-14

15 O`Donoghue GM: The history of cochlear implants. European Cochlear Implant Workshop. Hannover, November 1995

[16] Djourno A, Eyries C: Prothese auditive par excitation electrique a distance du nerf sensoriel à l'aide d'un bobinage inclus à demeure. Presse-med. 1957, 65: 14-17

[17] House WF: Cochlear Implants. Ann-Otol-Rhinol-Laryngol. 1976, 85 Suppl. 27: 1-93

[18] Clark GM, Patrick JF, Bailey Q: A cochlear implant round window electrode array. J-Laryngol-Otol. 1979, 93: 107-109

[19] Crosby PA, Seligman PM, Patrick JF, Kuzma JA, Money DK, Ridler J, Dowell R: The Nucleus multi-channel implantable hearing prosthesis. Acta-Otolaryngol-Stockh. 1984, 411 Suppl.: 111-114

[20] Dowell RC, Seligman PM, Blamey PJ, Clark GM: Speech perception using a two-formant 22-electrode cochlear prosthesis in quiet and in noise. Acta-Otolaryngol-Stockh. 1987, 104: 439-446

[21] Dowell RC, Seligman PM, Blamey PJ, Clark GM: Evaluation of a two-formant speech-processing strategy for a multichannel cochlear prosthesis. Ann-Otol-Rhinol-Laryngol. 1987, 96 Suppl. 128: 132-134

[22] Skinner MW, Holden LK, Holden TA, Dowell RC, Seligman PM, Brimacombe JA, Beiter AL: Performance of postlinguistically deaf adults with the Wearable Speech Processor (WSP III) and Mini Speech Processor (MSP) of the Nucleus multi-electrode cochlear implant. Ear-Hear. 1991, 12: 3-22

[23] McDermott HJ, McKay CM, Vandali AE: A new portable sound processor for the University of Melbourne/Nucleus Limited multielectrode cochlear implant. J-Acoust-Soc-Am. 1992, 91: 3367-3371

[24] McKay CM, McDermott HJ, Vandali AE, Clark GM: A comparison of speech perception of cochlear implantees using the Spectral Maxima Sound Processor (SMSP) and the MSP (MULTIPEAK) processor. Acta-Otolaryngol-Stockh. 1992, 112: 752-761

[25] Whitford LA, Seligman PM, Everingham CE, Antognelli T, Skok MC, Hollow RD, Plant KL, Gerin ES, Staller SJ, McDermott HJ: Evaluation of the Nucleus Spectra 22 processor and new speech processing strategy (SPEAK) in postlinguistically deafened adults. Acta-Otolaryngol-Stockh. 1995, 115: 629-637

[26] Skinner MW, Clark GM, Whitford LA, Seligman PM, Staller SJ, Shipp DB, Shallop JK, Everingham C, Menapace CM, Arndt PL: Evaluation of a new spectral peak coding strategy for the Nucleus 22 channel cochlear implant system. Am-J-Otol. 1994, 15 Suppl. 2: 15-27

[27] Eddington DK: Speech discrimination in deaf subjects with cochlear implants. J-Acoust-Soc-Am. 1980, 68: 885-891

[28] Eddington DK: Speech recognition in deaf subjects with multichannel intracochlear electrodes. Ann-NY-Acad-Sci. 1983, 405: 241-258

[29] Schindler RA, Kessler DK: State of the art of cochlear implants, the UCSF experience. Am-J-Otol. 1989, 10: 79-83

[30] Wilson BS, Finley CC, Lawson DT, Wolford RD, Eddington DK, Rabinowitz WM: Better Speech Recognition with cochlear implants. Nature 1991, 352: 236-238

[31] White MW, Merzenich MM, Gardi JN: Multichannel cochlear implants, channel interactions and processor design. Arch-Otolaryngol. 1984, 110: 493-501

[32] Schindler RA, Merzenich MM, White MW, Bjorkroth BB: Multielectrode intracochlear implants, nerve survival and stimulation patterns. Arch-Otolaryngol. 1977, 103: 691-699

[33] Lawson DT, Wilson BS, Finley CC: New processing strategies for multichannel cochlear prosthesis. Prog-Brain-Res. 1993, 97: 313-321

[34] Battmer RD, Lenarz T, Allum-Mecklenburg DJ, Strauss-Schier A, Gnadeberg D, Rost U: Postoperative results for adults and children implanted with the Clarion device. Ann-Otol-Rhinol-Laryngol. 1995, 166 Suppl: 254-255

[35] Battmer RD, Gnadeberg D, Allum-Mecklenburg DJ, Lenarz T: Matched-pair comparison for adults using the Clarion or Nucleus device. Ann-Otol-Rhinol-Laryngol. 1995, 166 Suppl.: 251-254

[36] Kessler DK, Loeb GE, Barker MJ: Distribution of speech recognition results with the Clarion cochlear prosthesis. Ann-Otol-Rhinol-Laryngol. 1995, 166 Suppl.: 283-285

[37] Loeb GE, Kessler DK: Speech recognition peformance over time with the Clarion cochlear prosthesis. Ann-Otol-Rhinol-Laryngol. 1995, 166 Suppl.: 290-292

[38] Schindler RA, Kessler DK, Barker MJ: Clarion patient performance: an update to the clinical trials. Ann-Otol-Rhinol-Laryngol. 1995, 166 Suppl.: 269-272

[39] Schindler RA; Kessler DK: Preliminary results with the Clarion cochlear implant. Laryngoscope. 1992, 102: 1006-1013

[40] Pierschalla M: Clarion cochlear implant: phase I investigational results (letter). Am-J-Otol. 1994, 15: 568

[41] Schindler RA, Kessler DK, Rebscher SJ, Yanda JL, Jackler RK: The UCSF/Storz multichannel cochlear implant: patient results. Laryngoscope. 1986, 96: 597-603

[42] Zilberman Y, Santogrossi T: Back-telemetry and the Clarion cochlear prosthesis. Ann-Otol-Rhinol-Laryngol. 1995, 166 Suppl.: 146-147

[43] Sheperd RK, Clark GM: Banded intracochlear electrode array: evaluation of insertion trauma in human temporal bones. Ann-Otol-Rhinol-Laryngol. 1985, 94: 55-59

[44] Clarion Multi-Strategy Cochlear Implant: Device Fitting Manual. 1995, November: B1-B5

[45] Wilson BS, Finley CC, Lawson DT, Wolford RD, Zerbi M: Design and evaluation of a continuous interleaved sampling (CIS) processing strategy for multichannel cochlear implants. J-Rehabil-Res-Dev. 1993, 30: 110-116

[46] Eddington DK, Dobelle WH, Brackmann DE, Mladejovsky MG, Parkin JL: Auditory prosthesis research with multiple channel intracochlear stimulation in man. Ann-Otol-Rhinol-Laryngol. 1978, 87 Suppl. 53: 5-39

[47] Schulman JH: Using impedance telemetry to diagnose cochlear electrode history, location and functionality. Ann-Otol-Rhinol-Laryngol. 1995, 166 Suppl.: 85-87

[48] House LR: Cochlear implant: the beginning. Laryngoscope. 1987, 97: 996-997

[49] Diller N, Bögli H, Spillmann TH: Speech encoding strategies for multielectrode cochlear implants: a digital signal processor approach. Prog-Brain-Res. 1993, 97: 301-311

[50] DIN 45621-1: Sprache für Gehörprüfung. 1995

[51] Wesselkamp M, Kliem K, Kollmeier B: Erstellung eines optimierten Satztests in deutscher Sprache. In: Kollmeier B, Hrsg. Moderne Verfahren der Sprachaudiometrie. Median Verlag, Heidelberg 1992

[52] Hochberg I, Boothroyd A, Weiss M, Hellman S: Effects of noise and noise suppression on speech perception by cochlear implant users. Ear-Hear. 1992, 13: 263-271

[53] Wilson BS, Lawson DT, Finley CC, Wolford RD: Importance of patient and processor variables in determining outcomes with cochlear implants. J-Speech-Hear-Res. 1993, 36: 373-379

[54] Pelizzone M, Boëx-Spano C, Sigrist A, Francois J, Tinembart J, Degive C, Montandon P: First field trials with a portable CIS processor for the Ineraid multichannel cochlear implant. Acta-Otolaryngol-Stockh. 1995, 115: 622-628

[55] Boëx C, Pelizzone M, Montandon P: Speech recognition with a CIS strategy for the Ineraid multichannel cochlear implant. Am-J-Otol. 1996, 17: 61-68

[56] Dowell RC, Martin LFA, Clark GM, Brown AM: Results of a preliminary clinical trial on a multiple channel cochlear prosthesis. Ann-Otol-Rhinol-Laryngol. 1985, 94: 244-250

[57] Pelizzone M, Boëx C, Montandon P: Vowel and consonant identification tests can be used to compare performances in a multilingual group of cochlear implant patients. ORL.1993, 55: 341-346

[58] Doyle KJ, Mills D, Larky J, Kessler D, Luxford WM, Schindler RA: Consonant perception by users of Nucleus and Clarion multichannel cochlear implants. Am-J-Otol. 1995, 16: 676-681

[59] Lehnhardt E: Praxis der Audiometrie. Thieme, Stuttgart, New York 1987

[60] von Werra P, Tschopp K, Schneider R: Einfluss der linguistischen Kompetenz auf die sprachaudiometrischen Ergebnisse mit dem Baseler Satztest. HNO 1995, 43: 98-103

[61] Wilson BS, Lawson DT, Zerbi M, Finley CC, Wolford RD: New processing strategies in cochlear implantation. Am-J-Otol. 1995, 16: 669-675

[62] Wilson BS, Lawson DT, Zerbi M, Finley CC: Recent developments with the CIS strategies. In: Hochmair-Desoyer IJ, Hochmair ES, eds. Advances in Cochlear Implants. Manz, Wien 1994

[63] Shannon RV: Multichannel electrical stimulation of the auditory nerve in man. II. Channel interaction. Hear-Res. 1983, 12: 1-16

[64] Favre E, Pelizzone M: Channel interactions in patients using the Ineraid multichannel cochlear implant. Hear-Res. 1993, 66: 150-156

[65] Zilberman Y: Why a pre-formed electrode? Accents - Clinical Newsletter. 1997, 2 (1)

[66] Black RC, Clark GM: Differential electrical excitation of the auditory nerve. J-Acoust-Soc-Am. 1980, 67: 868-874

[67] O'Leary SJ, Black RC, Clark GM: Current distributions in the cat cochlear: a modelling and electrophysiological study. Hear-Res. 1985, 18: 273-281

[68] Van den Honert C, Stypulkowski PH: Single fiber mapping of spatial excitation patterns in the electrically stimulated auditory nerve. Hear-Res. 1987, 29: 195-206

[69] Schindler RA, Kessler DK: Clarion cochlear implant: phase I investigational results. Am-J-Otol. 1993, 14: 263-272

[70] Lehnhardt E, Gnadeberg D, Battmer RD, v. Wallenberg E: Experience with the Cochlear Miniature Speech Processor in adults and children together with a comparison of unipolar and bipolar modes. ORL. 1992, 54: 308-313

[71] Busby PA, Whitford LA, Blamey PJ, Richardsen LM, Clark GM: Pitch perception for different modes of stimulation using the Cochlear multiple electrode prosthesis. J-Acoust-Soc-Am. 1994, 95: 2658-2669

[72] Lenarz T, Hartrampf R, Battmer RD, Bertram B, Lesinski A: Die Cochlear-Implant-Versorgung bei Kleinkindern. Laryngorhinootologie. 1996, 75: 719-726

[73] Battmer RD, Laszig R, Lehnhardt E: Electrically elicited stapedius reflex in cochlear implant patients. Ear-Hear. 1990, 11: 370-374

[74] Obler R, Koestler H, Mack K, Weber BP, Becker H: Funktionelle MRT bei elektrischer Stimulation des N. cochlearis. Fortschr-Röntgenstr. 1998, 168: 132-133

[75] Obler R, Koestler H, Weber BP, Mack KF, Becker H: Save electrical stimulation of the cochlear nerve at the promontory during functional magnetic resonance imaging. Magn-Reson-Med. 1999, 42: 371-378

[76] Weber BP, Neuburger J, Goldring JE, Santogrossi T, Koestler H, Battmer RD, Lenarz T: Clinical results of the Clarion magnetless cochlear implant. Ann-Otol-Rhinol-Laryngol. 1999, Suppl. 177: 22-26